물리치료실습서

PHYSICAL THERAPY

물리치료실습서

2019년 6월 20일 1판 1쇄 발행
2024년 7월 5일 1판 3쇄 발행

지은이 | 물리치료 임상실습서 편찬위원회
펴낸이 | 김진환
펴낸곳 | 학지사메디컬 HAKJISA MEDICAL
04031 서울특별시 마포구 양화로 15길 20 마인드월드빌딩
대표전화_ 02-330-5188 팩스_ 02-326-0338
등 록 | 2010년 2월 8일 제313-2010-36호
메 일 | hakjisamd@hakjisamd.co.kr
홈페이지 | http://www.hakjisamd.co.kr

ISBN 978-89-6069-794-2 93510

가 격 | 15,000원

물리치료실습서

PHYSICAL THERAPY

물리치료 임상실습서 편찬위원회 저

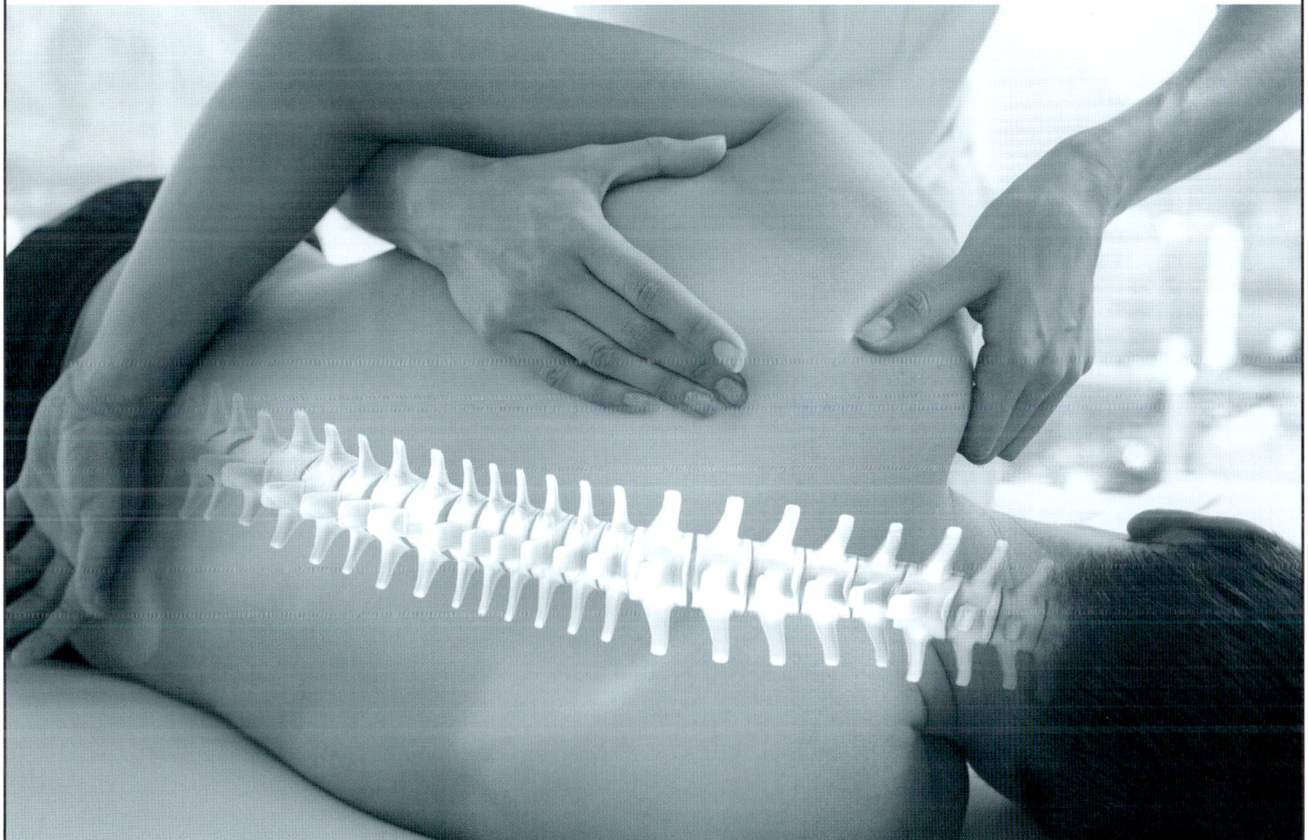

학지사메디컬
HAKJISA MEDICAL

머리말
Preface

물리치료 단독법안을 요구하는 현 시점에서 환자를 대상으로 한 임상실습이 그 무엇보다 중요하게 부각되는 요즘 세계물리치료연맹(WCPT)에서는 임상실습의 질적 향상을 위하여 800시간 이상의 임상과 표준화된 교육과정을 요구하고 있습니다. 물리치료는 무엇보다도 임상실무능력이 중요한 분야이며 어느 의료기관에서 실습을 하더라도 표준화된 임상실습교육 지침에 의해 세계물리치료연맹이 요구하는 800시간 이상의 임상실습 내용을 교육받아야 하기 때문에 이번에 물리치료 임상실습서를 개발하게 되었습니다.

물리치료과 재학생이면 모든 학생들이 정규수업과정에서 임상실습을 거치게 됩니다. 본 교재는 물리치료과 학생들에게 임상실습과정에 필요한 길잡이로서, 물리치료실습의 필요성 및 학습목표에 맞추어 내용을 구성하였습니다. 병원에서 물리치료와 관련해서 자주 쓰이는 약어를 정리하였고 근육뼈대계 진단평가도구와 신경학적 진단평가도구를 추가하였으며, 학생들의 이해도를 높였습니다. 사례평가 및 치료 보고서 작성을 위한 SOAP 기록방법을 쉽게 해볼 수 있도록, 정형계 및 신경계에 대한 기록 예시를 함께 작성하여 학생들에게는 학교에서 배운 여러 과목들이 임상에서 환자들에게 어떻게 이용되고 있으며 응용되는지를 SOAP를 통해 많은 사례를 경험하면서 준비된 치료사가 되게 하는 과정이 되어줄 것입니다.

'물리치료 임상실습서'는 학생들이 임상실습과정에서 물리치료를 쉽게 이해할 수 있도록 많은 지식과 즐거움을 제시하며, 또 다른 한편으로는 전문 물리치료사로서의 자부심과 전문적인 직업의식을 함양할 수 있도록 하는 것입니다. 이러한 방향에 초점을 맞춘 본 교재가 물리치료과 학생들에게 조금이나마 도움이 되었으면 하는 바람입니다.

끝으로 집필과 교정에 적극적으로 참여해주신 교수님들께 감사드리고 이 교재가 출판될 수 있도록 헌신적인 도움을 주신 학지사메디컬 김진환 사장님과 편집부 여러분께 진심으로 감사드립니다.

2019년 6월

물리치료 임상실습서 편찬위원회

차 례
Contents

I 물리치료 임상실습의 필요성

물리치료 교육은 의료기관에서 물리치료 전문가로 활동하기 위한 이론과 실기를 학습하여 실제 물리치료 업무를 수행할 수 있는 물리치료사를 양성하는 과정이다. 임상실습은 학교에서 배운 것을 토대로 실제로 환자를 상대로 적용해보는 소중한 학습의 장이며, 또한 환자를 통하여 문제 해결 접근법(problem solving approach)을 학습하는 장이다.

그러므로 환자를 대상으로 근거중심의 평가를 시행하고 치료하기 위해서 학교에서의 이론적인 교육과 함께 실습생들을 위한 임상실습 컨퍼런스(세미나)를 통한 환자 중재 절차 확인에 대한 임상실습 교육이 필수적이다.

1. 실습생은 임상실습을 통해 물리치료사로서의 기본적 자질, 태도, 지식을 학습한다.
2. 치료의 과정을 임상강사로부터 학습하고 경험하여 물리치료 지식과 기술을 심화시켜 통합한다.
3. 임상실습을 통해 이론적으로 배운 질환으로 환자의 문제와 실제적 문제를 해결하고 경험을 쌓으며, 스스로 해결하는 능력을 향상시킨다.
4. 임상실습을 통해 환자/고객과의 인간관계와 의사소통 능력을 관찰하고 배우는 중요한 과정이다.

Ⅱ 물리치료 임상실습의 목표

1. 다양한 임상경험을 미리 경험하고 대비하여 전문능력을 갖춘 물리치료사가 되기 위하여 물리치료 전문지식을 습득하기 위한 실습을 진행한다.
2. 치료사로서의 문제해결 능력과 지식 증진을 위해 실습을 진행한다.
3. 환자에게 가장 적합한 중재와 치료를 적용하기 위한 환자중심 물리치료를 제공한다.
4. 다양한 물리치료 대상자에 대한 문제를 접함으로써 증상에 따른 문제해결 능력뿐만 아니라 표준화된 평가도구와 과학적 근거를 바탕으로 근거중심 물리치료를 제공한다.
5. 물리치료 대상자에 대한 이해와 신뢰를 바탕으로 전문능력을 갖춘 물리치료 역량을 향상시킨다.
6. 선임 물리치료사의 경험을 존중하고 자부심을 갖고 물리치료사의 자질을 확립하고, 임상실습을 통한 자신의 올바른 치료관을 확립한다.

III 임상실습 동의서 및 서약서

개인정보 사용에 관한 동의서 및 개인정보 보호법에 관한 서약서

_____________________ 대학(교) 물리치료(학)과

1. 저는 이번 임상실습에 임할 때, 저의 임상실습을 담당해주시는 시설의 임상강사에 대해서, 임상실습의 지도를 받는 것에 도움이 되는 것을 목적으로 저의 개인정보를 제공하는 것에 동의합니다.
2. 저는 이번 임상실습에 임할 때, 임상실습생으로서 임상실습을 담당하는 시설의 개인정보 보호에 관한 여러 규정을 준수합니다. 또, 임상실습기간 중에 알게 된 환자 및 시설 관계자의 개인정보, 시설 및 관계 기관의 정보 등을 임상실습 기간 중은 물론, 임상실습 완료 후에도 제3자에게 고의 또는 과실에 의해 누설하거나 무단으로 사용하지 않을 것을 서약합니다.
3. 제가 임상실습생으로서, 각종 임상실습과제를 작성할 때 개인 컴퓨터 및 각종 기억매체에 입력, 기억한 환자 및 시설 관계자의 개인정보, 시설 및 관계 기관의 정보 등은 임상실습 종료 후 즉시 파기할 것을 서약합니다.

20　　년　　월　　일

성 명 :　　　　　　(서명/인)

실습기간 : 20　　년　　월　　일 ~ 20　　년　　월　　일

실습 병원 · 실습 기관 ______________________________

Ⅳ 임상실습생의 실습 수칙

실습생은 다음 각 항의 사항을 준수하여야 한다.

1. 우리 대학의 명예와 본인의 학생신분을 망각하는 일체의 행위를 하지 않는다.
2. 산업체 복무규정을 준수하며, 담당 임상강사의 지시를 적극적으로 이행한다.
3. 실습기간 중 건강 및 안전관리에 각별히 유의한다.
4. 실습 관련 제출서류는 기한 내에 제출한다.
5. 현장실습 시의 문제점은 담당 임상강사 및 실습지도교수와 의논한다.
6. 물리치료 대상자에게 일어난 신체적, 사회적, 심리적 문제는 담당 임상강사에게 보고하며, 비밀유지의 책임을 진다.
7. 실습지에서 일어난 내용들은 누구에게도 노출하거나 개인 홈페이지, 블로그, 소셜네트워크 등 사이버 공간에서 언급하지 않는다.
8. 실습 중에 사고가 발생하면 신속하게 담당 임상강사에게 보고하고 지시를 따른 뒤 학교에 연락한다.
9. 실습기간 중 휴대폰 사용이나 잡담은 금한다.
10. 언어, 복장, 태도에 있어 학생치료사의 본분을 망각하지 않도록 한다.
11. 환자의 개인정보를 발설하지 않는다.

V 임상실습생 유의사항

1. 임상실습의 목적과 실습생으로서의 위치를 명심해야 하며 책임감을 갖고 성심성의를 다하여 실습에 임하여야 한다.
2. 실습병원의 방침을 이해하고 적극적으로 협조하고 참여한다.
3. 실습 관련 제출서류(과제물 포함)는 기한 내에 제출하여야 한다.
4. 임상실습에 최선을 다하고 다른 일에 시간과 노력을 분산하지 않도록 한다.
5. 산업체 복무규정을 준수하여, 담당 임상강사의 지시를 적극적으로 이행한다.
6. 현장실습 시 문제점은 담당 임상강사 및 실습지도교수와 논의한다.
7. 실습생으로서 품위를 손상하지 않도록 언어, 복장, 태도 등에 주의한다.
8. 항상 솔선수범하여 정리 · 정돈하는 자세를 갖는다.
9. 학교 및 의료기관 직원들과 서로 인사를 나누는 습관을 갖는다.
10. 자신의 행동에 대해 스스로 책임지는 자세를 갖는다.

Ⅵ 임상실습 평가서

대학교 물리치료(학)과				사 진
학번		이름		
실습장소		실습기간	년 월 일 ~ 년 월 일	

임 상 실 습 Ⅰ 평 가(산업체용)

평가구분		성적	
		만점	평가
실습 시의 태도	• 실습 수행태도 및 용모, 복장, 언어의 단정성	15	
	• 실습일지 작성 및 내용	10	
책임감과 창의력	• 자기가 받은 일에 대한 책임감과 수행능력	10	
	• 매사에 적극적이고 창의적인 활동성	10	
업무능력 및 성취도	• 업무에 대한 신속, 정확, 완결성	10	
	• 실습 성취수준	10	
준법정신 및 협동심	• 직무규칙(사칙) 준수 및 협동심	15	
출결상황	(아래 출결표 참조)	20	
합 계		100	

출결상황

구분	월	화	수	목	금	토
1주						
2주						
3주						
4주						
5주						
6주						
7주						
8주						
9주						

지각(　회), 조퇴(　회),
결석(　회)
지각, 조퇴: /, 결석: ×, 출석: ○

임 상 실 습 Ⅰ 평 가(학과용)

평가구분	성적	
	만점	평가
과제	20	
임상실습 Ⅰ (환산)	80	
합 계		

학과장	(인)

※ 기타 사항

위와 같이 현장 실습결과를 평점합니다.

년　　　월　　　일

평점자 직위 :　　　　　성명 :　　　　　(인)

※ 출석 : 결석 1회에 1점 감점, 지각 및 조퇴 3회는 결석 1회로 산정합니다.

VII 임상실습 평가방법과 평가기준

1차

1. 임상실습 평가방법

- 출·결석 상황
- 물리치료사 윤리강령의 준수 여부
- 물리치료 수행 절차 및 이론적 근거에 대한 이해
- 물리치료 이론의 임상실무 활용 정도
- 임상실습기록지 작성 내용의 정확성과 충실성
- 실습 사례발표 및 사례연구 내용의 적합성과 정확성
- 발표 능력 및 문헌고찰의 정확성과 충실성
- 실습생의 자가 평가 수행능력

2. 임상실습 평가기준

평가항목		배점	평가방법	평가자
임상실습 평가서	출석	20%	출 · 결석 상황 및 참여도	임상강사
	수행평가	30%	수행평가 체크리스트	
임상사례발표 및 보고서		30%	현장 물리치료 관찰 및 참여, 기록	실습지도교수
실습지침서		10%	현장 사례연구 발표	
실습생 자가 평가		10%	물리치료 수행능력을 자가 평가, 실습 전 · 후 물리치료 수행능력 체크	실습생

임상실습 평가서(임상강사용)

실습업체명:

대학교 학년 성명:

	실습기간: 20 년 월 일 ~ 20 년 월 일				
	실습과목:				
평가항목	**평가내용**	**우수**	**만족**	**부족**	**불가**
		3	**2**	**1**	**0**
지식	실습단계에 따라 환자와 관련된 물리치료 지식을 실무에 응용하였다.				
	실습과정에서 문제발견 시 창의력을 가지고 해결하였다.				
	이론적인 근거를 가지고 물리치료 활동을 계획하였다.				
기술	실습단계에 따라 환자 관찰 및 평가를 통해 정확한 기록을 수행하였다.				
	치료를 계획하고 절차에 따라 정확하게 보조 수행하였다.				
	다양한 기술(의사소통, 물리치료 평가 및 검사, 대인관계 등)을 관찰/보조/사용하여 물리치료 활용에 참여하였다.				
	실습단계에 따라 적절한 임상의사 결정 능력을 보였다.				
태도	실습생으로서 전문직에 대한 자부심을 가지고 윤리강령을 준수하였다.				
	실습생으로서 적극적으로 임무에 임하고 시간을 철저히 준수하였다.				
	환자의 안전과 비밀보장에 대한 책임감을 갖고 실습규정을 철저히 준수하였다.				
기타					

총점		
	평가	/30점
	출석	결석 1회: 3점 감점, 지각 1회: 1점 감점, 조퇴 1회: 2점 감점(출석부 별첨) /20점
	총계	/50점

평가날짜: 20 년 월 일	물리치료실 부서장 (인)

평가자 총평 :

대학교 물리치료(학)과 귀중

평가자 (인)

임상실습 평가서(실습지도 교수용)

대학교 학년 성명:

	실습기간: 20 년 월 일 ~ 20 년 월 일
	실습과목:

항목	영역	평가내용	우수	만족	부족	불가
			3	2	1	0
사례발표 및 보고서	지식	대상자의 증상과 그에 따른 문제점을 설명할 수 있는가?				
		대상자의 질병에 대한 이론적 지식(의학용어 등)을 가지고 있는가?				
		대상자의 자료를 정확하게 분석하고 물리치료 목표설정을 할 수 있는가?				
		대상자의 문제에 따른 물리치료 접근법을 알고 있는가?				
	기술	대상자에게 필요한 물리치료 평가도구를 이용할 수 있는가?				
		자료 수집을 위한 적절한 의사소통 기술을 사용하는가?				
		실습단계에 따라 환자를 관찰하고 평가를 적용하는가?				
		물리치료 과정 기록을 정확하게 하였는가?				
	태도	발표에 적극적으로 참여하는가?				
		발표 시 타인의 의견을 개방적으로 수용할 수 있는가?				
					총점:	**점**

항목	영역	평가내용	우수	만족	부족	불가
			3	2	1	0
실습지침서	지식	실습지침서가 논리적으로 충실하게 작성되었는가?				
	기술	실습체크리스트는 정확하게 기록하였는가?				
		실습일지는 실습경험을 바탕으로 작성되었는가?				
	태도	실습지침서를 항상 소지하며 적절히 활용하였는가?				
		실습지침서를 기한 내에 제출하였는가?				
					총점:	**점**

평가자 총평 :

날짜: 20 년 월 일 담당교수 (인)

실습생 자가 평가서(학생용)

자가 평가서는 실습을 시작한 첫 주와 실습을 종료하는 마지막 주에 자신을 스스로 점검하도록 구성되었다. 자가 평가서를 통해 얻은 자료는 전체 실습교육 평가 이외에는 사용되지 않으니 솔직하게 해당되는 항목에 V 표시를 해주시길 바랍니다.

대학교 학년 성명:

구분	평가항목	우수		만족		보통		부족	
		3		2		1		0	
		시작	종료	시작	종료	시작	종료	시작	종료
지식	나는 물리치료 직무를 알고 있다.								
	물리치료 주요 대상 질환 및 진단적 검사결과를 명확하게 설명할 수 있다.								
	나는 환자에 관한 정보를 통합하여 설명할 수 있다.								
기술	나는 환자에 관한 정보를 기초로 물리치료 중재 방법을 선택할 수 있다.								
	나는 환자의 건강문제를 포괄적으로 정확하게 판단할 수 있다.								
	나는 물리치료 수행에 필요한 기구/기계 사용 및 감염 관리를 철저하게 할 수 있다.								
	나는 물리치료 수행에 대한 기록과 상황보고를 신속하고 정확하게 할 수 있다.								
	나는 환자에게 효율적인 의사소통 방법을 사용할 수 있다.								
태도	나는 예의와 용모를 단정히 하여 맡은 일에 대하여 책임감을 가지고 마무리하였다.								
	나는 실습에 적극적으로 임하고 팀 구성원과 협동을 잘하였다.								
총점									/30점

* 시작과 종료 칸에 V 표시로 체크하고 총점 칸에 점수로 기록하시기를 바랍니다.

실습기관과 대학 평가서(학생용)

실습기관 평가서는 보다 나은 실습을 위해서 실습생이 실습을 종료하는 마지막 주에 실습기관과 임상강사, 대학, 실습지도교수에 대해 체크하도록 구성하였다. 평가서를 통해 얻은 자료는 전체 실습교육 평가 이외에는 사용되지 않으니 솔직하게 해당되는 항목에 V 표시를 하도록 한다.

구분	평가항목	우수		만족		보통		부족	
		3		2		1		0	
		시작	종료	시작	종료	시작	종료	시작	종료
실습 기관	교육목적을 고려한 시설 배려가 되어 있었다.								
	물리치료 관련 전공 분야의 지식, 기술을 습득하는 기회가 충분하였다.								
	실습목표에 따라 다양한 학습경험을 제공하였다.								
	실습목표를 달성할 수 있는 기회가 충분하였다.								
	총점								
임상 강사	실습기관 의료인들은 실습생에 대한 배려와 관심을 가져 주었다.								
	실습내용에 대한 구체적인 지침을 제공하였다.								
	실습생이 전문성과 자신감을 갖도록 역할모델로서의 모습을 보여 주었다.								
	실습목표의 성취 정도를 함께 평가하고 관심을 가져 주었다.								
	총점								
대학 및 실습 지도 교수	학교에서 실습 전 오리엔테이션이 있었다.								
	학생 수준에 맞는 단계별 실습이 이루어졌다.								
	실습지도교수는 실습기관과 실습생과의 의사소통을 원활히 하였다.								
	실습지도교수는 실습생의 실습목표 성취를 위한 안내와 교육을 충분히 하였다.								
	총점								

* 아래 제시한 질문을 통해 이번 실습을 하면서 느낀 점을 기록하여 제출하면 학생의 실습내용을 이해하고 평가하는 데 도움이 될 것이다.
  1) 실습에 대한 전반적인 소감
  2) 실습에서 달성한 것은 무엇이었는가?
  3) 실습에서 달성하지 못한 것은 무엇이며 그 이유는 무엇인가?
  4) 효율적인 실습을 위해 실습기관, 임상강사와 실습지도교수에게 요청할 내용을 적으시오.

2차

1. 임상실습 평가방법

- 출·결석 상황
- 물리치료사 윤리강령의 준수 여부
- 물리치료 수행 절차 및 이론적 근거에 대한 이해
- 물리치료 이론의 임상실무 활용 정도
- 임상실습기록지 작성 내용의 정확성과 충실성
- 실습 사례발표 및 사례연구 내용의 적합성과 정확성
- 발표 능력 및 문헌고찰의 정확성과 충실성
- 실습생의 자가 평가 수행능력

2. 임상실습 평가기준

평가항목		배점	평가방법	평가자
임상실습 평가서	출석	20%	출 · 결석 상황 및 참여도	임상강사
	수행평가	30%	수행평가 체크리스트	
임상사례발표 및 보고서		30%	현장 물리치료 관찰 및 참여, 기록	실습지도교수
실습지침서		10%	현장 사례연구 발표	
실습생 자가 평가		10%	물리치료 수행능력을 자가 평가, 실습 전 · 후 물리치료 수행능력 체크	실습생

임상실습 평가서(임상강사용)

실습업체명:

대학교 학년 성명:

	실습기간: 20 년 월 일 ~ 20 년 월 일				
	실습과목:				
평가항목	평가내용	우수 3	만족 2	부족 1	불가 0
지식	실습단계에 따라 환자와 관련된 물리치료 지식을 실무에 응용하였다.				
	실습과정에서 문제발견 시 창의력을 가지고 해결하였다.				
	이론적인 근거를 가지고 물리치료 활동을 계획하였다.				
기술	실습단계에 따라 환자 관찰 및 평가를 통해 정확한 기록을 수행하였다.				
	치료를 계획하고 절차에 따라 정확하게 보조 수행하였다.				
	다양한 기술(의사소통, 물리치료 평가 및 검사, 대인관계 등)을 관찰/보조/사용하여 물리치료 활용에 참여하였다.				
	실습단계에 따라 적절한 임상의사 결정 능력을 보였다.				
태도	실습생으로서 전문직에 대한 자부심을 가지고 윤리강령을 준수하였다.				
	실습생으로서 적극적으로 임무에 임하고 시간을 철저히 준수하였다.				
	환자의 안전과 비밀보장에 대한 책임감을 갖고 실습규정을 철저히 준수하였다.				
기타					

총점		
	평가	/30점
	출석	결석 1회: 3점 감점, 지각 1회: 1점 감점, 조퇴 1회: 2점 감점(출석부 별첨) /20점
	총계	/50점

평가날짜: 20 년 월 일	물리치료실 부서장 (인)

평가자 총평 :

대학교 물리치료(학)과 귀중

평가자 (인)

임상실습 평가서(실습지도 교수용)

대학교　　　　학년　성명:

	실습기간: 20　　년　　월　　일 ~ 20　　년　　월　　일
	실습과목:

항목	영역	평가내용	우수	만족	부족	불가
			3	2	1	0
사례발표 및 보고서	지식	대상자의 증상과 그에 따른 문제점을 설명할 수 있는가?				
		대상자의 질병에 대한 이론적 지식(의학용어 등)을 가지고 있는가?				
		대상자의 자료를 정확하게 분석하고 물리치료 목표설정을 할 수 있는가?				
		대상자의 문제에 따른 물리치료 접근법을 알고 있는가?				
	기술	대상자에게 필요한 물리치료 평가도구를 이용할 수 있는가?				
		자료 수집을 위한 적절한 의사소통 기술을 사용하는가?				
		실습단계에 따라 환자를 관찰하고 평가를 적용하는가?				
		물리치료 과정 기록을 정확하게 하였는가?				
	태도	발표에 적극적으로 참여하는가?				
		발표 시 타인의 의견을 개방적으로 수용할 수 있는가?				
		총점:　　　　점				

항목	영역	평가내용	우수	만족	부족	불가
			3	2	1	0
실습지침서	지식	실습지침서가 논리적으로 충실하게 작성되었는가?				
	기술	실습체크리스트는 정확하게 기록하였는가?				
		실습일지는 실습경험을 바탕으로 작성되었는가?				
	태도	실습지침서를 항상 소지하며 적절히 활용하였는가?				
		실습지침서를 기한 내에 제출하였는가?				
		총점:　　　　점				

평가자 총평 :

날짜: 20　　년　　월　　일　　　　담당교수　　　　(인)

실습생 자가 평가서(학생용)

자가 평가서는 실습을 시작한 첫 주와 실습을 종료하는 마지막 주에 자신을 스스로 점검하도록 구성되었다. 자가 평가서를 통해 얻은 자료는 전체 실습교육 평가 이외에는 사용되지 않으니 솔직하게 해당되는 항목에 V 표시를 해주시길 바랍니다.

대학교　　　　학년　성명:

구분	평가항목	우수		만족		보통		부족	
		3		2		1		0	
		시작	종료	시작	종료	시작	종료	시작	종료
지식	나는 물리치료 직무를 알고 있다.								
	물리치료 주요 대상 질환 및 진단적 검사결과를 명확하게 설명할 수 있다.								
	나는 환자에 관한 정보를 통합하여 설명할 수 있다.								
기술	나는 환자에 관한 정보를 기초로 물리치료 중재 방법을 선택할 수 있다.								
	나는 환자의 건강문제를 포괄적으로 정확하게 판단할 수 있다.								
	나는 물리치료 수행에 필요한 기구/기계 사용 및 감염 관리를 철저하게 할 수 있다.								
	나는 물리치료 수행에 대한 기록과 상황보고를 신속하고 정확하게 할 수 있다.								
	나는 환자에게 효율적인 의사소통 방법을 사용할 수 있다.								
태도	나는 예의와 용모를 단정히 하여 맡은 일에 대하여 책임감을 가지고 마무리하였다.								
	나는 실습에 적극적으로 임하고 팀 구성원과 협동을 잘하였다.								
총점	/30점								

* 시작과 종료 칸에 V 표시로 체크하고 총점 칸에 점수로 기록하시기를 바랍니다.

실습기관과 대학 평가서(학생용)

실습기관 평가서는 보다 나은 실습을 위해서 실습생이 실습을 종료하는 마지막 주에 실습기관과 임상강사, 대학, 실습지도교수에 대해 체크하도록 구성하였다. 평가서를 통해 얻은 자료는 전체 실습교육 평가 이외에는 사용되지 않으니 솔직하게 해당되는 항목에 V 표시를 하도록 한다.

구분	평가항목	우수		만족		보통		부족	
		3		2		1		0	
		시작	종료	시작	종료	시작	종료	시작	종료
실습 기관	교육목적을 고려한 시설 배려가 되어 있었다.								
	물리치료 관련 전공 분야의 지식, 기술을 습득하는 기회가 충분하였다.								
	실습목표에 따라 다양한 학습경험을 제공하였다.								
	실습목표를 달성할 수 있는 기회가 충분하였다.								
	총점								
임상 강사	실습기관 의료인들은 실습생에 대한 배려와 관심을 가져 주었다.								
	실습내용에 대한 구체적인 지침을 제공하였다.								
	실습생이 전문성과 자신감을 갖도록 역할모델로서의 모습을 보여 주었다.								
	실습목표의 성취 정도를 함께 평가하고 관심을 가져 주었다.								
	총점								
대학 및 실습 지도 교수	학교에서 실습 전 오리엔테이션이 있었다.								
	학생 수준에 맞는 단계별 실습이 이루어졌다.								
	실습지도교수는 실습기관과 실습생과의 의사소통을 원활히 하였다.								
	실습지도교수는 실습생의 실습목표 성취를 위한 안내와 교육을 충분히 하였다.								
	총점								

* 아래 제시한 질문을 통해 이번 실습을 하면서 느낀 점을 기록하여 제출하면 학생의 실습내용을 이해하고 평가하는 데 도움이 될 것이다.

1) 실습에 대한 전반적인 소감
2) 실습에서 달성한 것은 무엇이었는가?
3) 실습에서 달성하지 못한 것은 무엇이며 그 이유는 무엇인가?
4) 효율적인 실습을 위해 실습기관, 임상강사와 실습지도교수에게 요청할 내용을 적으시오.

3차

1. 임상실습 평가방법

- 출·결석 상황
- 물리치료사 윤리강령의 준수 여부
- 물리치료 수행 절차 및 이론적 근거에 대한 이해
- 물리치료 이론의 임상실무 활용 정도
- 임상실습기록지 작성 내용의 정확성과 충실성
- 실습 사례발표 및 사례연구 내용의 적합성과 정확성
- 발표 능력 및 문헌고찰의 정확성과 충실성
- 실습생의 자가 평가 수행능력

2. 임상실습 평가기준

평가항목		배점	평가방법	평가자
임상실습 평가서	출석	20%	출 · 결석 상황 및 참여도	임상강사
	수행평가	30%	수행평가 체크리스트	
임상사례발표 및 보고서		30%	현장 물리치료 관찰 및 참여, 기록	실습지도교수
실습지침서		10%	현장 사례연구 발표	
실습생 자가 평가		10%	물리치료 수행능력을 자가 평가, 실습 전 · 후 물리치료 수행능력 체크	실습생

임상실습 평가서(임상강사용)

실습업체명:

대학교　　　　학년　　성명:

	실습기간: 20　　년　　월　　일 ~ 20　　년　　월　　일
	실습과목:

평가항목	평가내용	우수	만족	부족	불가
		3	2	1	0
지식	실습단계에 따라 환자와 관련된 물리치료 지식을 실무에 응용하였다.				
	실습과정에서 문제발견 시 창의력을 가지고 해결하였다.				
	이론적인 근거를 가지고 물리치료 활동을 계획하였다.				
기술	실습단계에 따라 환자 관찰 및 평가를 통해 정확한 기록을 수행하였다.				
	치료를 계획하고 절차에 따라 정확하게 보조 수행하였다.				
	다양한 기술(의사소통, 물리치료 평가 및 검사, 대인관계 등)을 관찰/보조/사용하여 물리치료 활용에 참여하였다.				
	실습단계에 따라 적절한 임상의사 결정 능력을 보였다.				
태도	실습생으로서 전문직에 대한 자부심을 가지고 윤리강령을 준수하였다.				
	실습생으로서 적극적으로 임무에 임하고 시간을 철저히 준수하였다.				
	환자의 안전과 비밀보장에 대한 책임감을 갖고 실습규정을 철저히 준수하였다.				
기타					

총점		
	평가	/30점
	출석	결석 1회: 3점 감점, 지각 1회: 1점 감점, 조퇴 1회: 2점 감점(출석부 별첨) /20점
	총계	/50점

평가날짜: 20　　년　　월　　일	물리치료실 부서장　　　(인)

평가자 총평 :

대학교 물리치료(학)과 귀중

평가자　　　　(인)

임상실습 평가서(실습지도 교수용)

대학교 학년 성명:

	실습기간: 20 년 월 일 ~ 20 년 월 일
	실습과목:

항목	영역	평가내용	우수	만족	부족	불가
			3	2	1	0
사례발표 및 보고서	지식	대상자의 증상과 그에 따른 문제점을 설명할 수 있는가?				
		대상자의 질병에 대한 이론적 지식(의학용어 등)을 가지고 있는가?				
		대상자의 자료를 정확하게 분석하고 물리치료 목표설정을 할 수 있는가?				
		대상자의 문제에 따른 물리치료 접근법을 알고 있는가?				
	기술	대상자에게 필요한 물리치료 평가도구를 이용할 수 있는가?				
		자료 수집을 위한 적절한 의사소통 기술을 사용하는가?				
		실습단계에 따라 환자를 관찰하고 평가를 적용하는가?				
		물리치료 과정 기록을 정확하게 하였는가?				
	태도	발표에 적극적으로 참여하는가?				
		발표 시 타인의 의견을 개방적으로 수용할 수 있는가?				
		총점:				점

항목	영역	평가내용	우수	만족	부족	불가
			3	2	1	0
실습지침서	지식	실습지침서가 논리적으로 충실하게 작성되었는가?				
	기술	실습체크리스트는 정확하게 기록하였는가?				
		실습일지는 실습경험을 바탕으로 작성되었는가?				
	태도	실습지침서를 항상 소지하며 적절히 활용하였는가?				
		실습지침서를 기한 내에 제출하였는가?				
		총점:				점

평가자 총평 :

날짜: 20 년 월 일 담당교수 (인)

실습생 자가 평가서(학생용)

자가 평가서는 실습을 시작한 첫 주와 실습을 종료하는 마지막 주에 자신을 스스로 점검하도록 구성되었다. 자가 평가서를 통해 얻은 자료는 전체 실습교육 평가 이외에는 사용되지 않으니 솔직하게 해당되는 항목에 ∨ 표시를 해주시길 바랍니다.

대학교 학년 성명:

구분	평가항목	우수		만족		보통		부족	
		3		2		1		0	
		시작	종료	시작	종료	시작	종료	시작	종료
지식	나는 물리치료 직무를 알고 있다.								
	물리치료 주요 대상 질환 및 진단적 검사결과를 명확하게 설명할 수 있다.								
	나는 환자에 관한 정보를 통합하여 설명할 수 있다.								
기술	나는 환자에 관한 정보를 기초로 물리치료 중재 방법을 선택할 수 있다.								
	나는 환자의 건강문제를 포괄적으로 정확하게 판단할 수 있다.								
	나는 물리치료 수행에 필요한 기구/기계 사용 및 감염 관리를 철저하게 할 수 있다.								
	나는 물리치료 수행에 대한 기록과 상황보고를 신속하고 정확하게 할 수 있다.								
	나는 환자에게 효율적인 의사소통 방법을 사용할 수 있다.								
태도	나는 예의와 용모를 단정히 하여 맡은 일에 대하여 책임감을 가지고 마무리하였다.								
	나는 실습에 적극적으로 임하고 팀 구성원과 협동을 잘하였다.								
총점	/30점								

* 시작과 종료 칸에 ∨ 표시로 체크하고 총점 칸에 점수로 기록하시기를 바랍니다.

실습기관과 대학 평가서(학생용)

실습기관 평가서는 보다 나은 실습을 위해서 실습생이 실습을 종료하는 마지막 주에 실습기관과 임상강사, 대학, 실습지도교수에 대해 체크하도록 구성하였다. 평가서를 통해 얻은 자료는 전체 실습교육 평가 이외에는 사용되지 않으니 솔직하게 해당되는 항목에 V 표시를 하도록 한다.

구분	평가항목	우수		만족		보통		부족	
		3		2		1		0	
		시작	종료	시작	종료	시작	종료	시작	종료
실습 기관	교육목적을 고려한 시설 배려가 되어 있었다.								
	물리치료 관련 전공 분야의 지식, 기술을 습득하는 기회가 충분하였다.								
	실습목표에 따라 다양한 학습경험을 제공하였다.								
	실습목표를 달성할 수 있는 기회가 충분하였다.								
	총점								
임상 강사	실습기관 의료인들은 실습생에 대한 배려와 관심을 가져 주었다.								
	실습내용에 대한 구체적인 지침을 제공하였다.								
	실습생이 전문성과 자신감을 갖도록 역할모델로서의 모습을 보여 주었다.								
	실습목표의 성취 정도를 함께 평가하고 관심을 가져 주었다.								
	총점								
대학 및 실습 지도 교수	학교에서 실습 전 오리엔테이션이 있었다.								
	학생 수준에 맞는 단계별 실습이 이루어졌다								
	실습지도교수는 실습기관과 실습생과의 의사소통을 원활히 하였다.								
	실습지도교수는 실습생의 실습목표 성취를 위한 안내와 교육을 충분히 하였다.								
	총점								

* 아래 제시한 질문을 통해 이번 실습을 하면서 느낀 점을 기록하여 제출하면 학생의 실습내용을 이해하고 평가하는 데 도움이 될 것이다.

1) 실습에 대한 전반적인 소감
2) 실습에서 달성한 것은 무엇이었는가?
3) 실습에서 달성하지 못한 것은 무엇이며 그 이유는 무엇인가?
4) 효율적인 실습을 위해 실습기관, 임상강사와 실습지도교수에게 요청할 내용을 적으시오.

4차

1. 임상실습 평가방법

- 출·결석 상황
- 물리치료사 윤리강령의 준수 여부
- 물리치료 수행 절차 및 이론적 근거에 대한 이해
- 물리치료 이론의 임상실무 활용 정도
- 임상실습기록지 작성 내용의 정확성과 충실성
- 실습 사례발표 및 사례연구 내용의 적합성과 정확성
- 발표 능력 및 문헌고찰의 정확성과 충실성
- 실습생의 자가 평가 수행능력

2. 임상실습 평가기준

<table>
<tr><th colspan="2">평가항목</th><th>배점</th><th>평가방법</th><th>평가자</th></tr>
<tr><td rowspan="2">임상실습 평가서</td><td>출석</td><td>20%</td><td>출 · 결석 상황 및 참여도</td><td rowspan="2">임상강사</td></tr>
<tr><td>수행평가</td><td>30%</td><td>수행평가 체크리스트</td></tr>
<tr><td colspan="2">임상사례발표 및 보고서</td><td>30%</td><td>현장 물리치료 관찰 및 참여, 기록</td><td rowspan="2">실습지도교수</td></tr>
<tr><td colspan="2">실습지침서</td><td>10%</td><td>현장 사례연구 발표</td></tr>
<tr><td colspan="2">실습생 자가 평가</td><td>10%</td><td>물리치료 수행능력을 자가 평가, 실습 전 · 후 물리치료 수행능력 체크</td><td>실습생</td></tr>
</table>

임상실습 평가서(임상강사용)

실습업체명:

대학교 학년 성명:

	실습기간: 20 년 월 일 ~ 20 년 월 일
	실습과목:

평가항목	평가내용	우수	만족	부족	불가
		3	2	1	0
지식	실습단계에 따라 환자와 관련된 물리치료 지식을 실무에 응용하였다.				
	실습과정에서 문제발견 시 창의력을 가지고 해결하였다.				
	이론적인 근거를 가지고 물리치료 활동을 계획하였다.				
기술	실습단계에 따라 환자 관찰 및 평가를 통해 정확한 기록을 수행하였다.				
	치료를 계획하고 절차에 따라 정확하게 보조 수행하였다.				
	다양한 기술(의사소통, 물리치료 평가 및 검사, 대인관계 등)을 관찰/보조/사용하여 물리치료 활용에 참여하였다.				
	실습단계에 따라 적절한 임상의사 결정 능력을 보였다.				
태도	실습생으로서 전문직에 대한 자부심을 가지고 윤리강령을 준수하였다.				
	실습생으로서 적극적으로 임무에 임하고 시간을 철저히 준수하였다.				
	환자의 안전과 비밀보장에 대한 책임감을 갖고 실습규정을 철저히 준수하였다.				
기타					

총점	평가	/30점
	출석	결석 1회: 3점 감점, 지각 1회: 1점 감점, 소퇴 1회: 2점 감점(출서무 멈절) /20점
	총계	/50점

평가날짜: 20 년 월 일 | 물리치료실 부서장 (인)

평가자 총평 :

대학교 물리치료(학)과 귀중

평가자 (인)

임상실습 평가서(실습지도 교수용)

대학교 학년 성명:

	실습기간: 20 년 월 일 ~ 20 년 월 일
	실습과목:

항목	영역	평가내용	우수	만족	부족	불가
			3	2	1	0
사례발표 및 보고서	지식	대상자의 증상과 그에 따른 문제점을 설명할 수 있는가?				
		대상자의 질병에 대한 이론적 지식(의학용어 등)을 가지고 있는가?				
		대상자의 자료를 정확하게 분석하고 물리치료 목표설정을 할 수 있는가?				
		대상자의 문제에 따른 물리치료 접근법을 알고 있는가?				
	기술	대상자에게 필요한 물리치료 평가도구를 이용할 수 있는가?				
		자료 수집을 위한 적절한 의사소통 기술을 사용하는가?				
		실습단계에 따라 환자를 관찰하고 평가를 적용하는가?				
		물리치료 과정 기록을 정확하게 하였는가?				
	태도	발표에 적극적으로 참여하는가?				
		발표 시 타인의 의견을 개방적으로 수용할 수 있는가?				
				총점:		점

항목	영역	평가내용	우수	만족	부족	불가
			3	2	1	0
실습지침서	지식	실습지침서가 논리적으로 충실하게 작성되었는가?				
	기술	실습체크리스트는 정확하게 기록하였는가?				
		실습일지는 실습경험을 바탕으로 작성되었는가?				
	태도	실습지침서를 항상 소지하며 적절히 활용하였는가?				
		실습지침서를 기한 내에 제출하였는가?				
				총점:		점

평가자 총평 :

날짜: 20 년 월 일 담당교수 (인)

실습생 자가 평가서(학생용)

자가 평가서는 실습을 시작한 첫 주와 실습을 종료하는 마지막 주에 자신을 스스로 점검하도록 구성되었다. 자가 평가서를 통해 얻은 자료는 전체 실습교육 평가 이외에는 사용되지 않으니 솔직하게 해당되는 항목에 V 표시를 해주시길 바랍니다.

대학교 학년 성명:

구분	평가항목	우수		만족		보통		부족	
		3		2		1		0	
		시작	종료	시작	종료	시작	종료	시작	종료
지식	나는 물리치료 직무를 알고 있다.								
	물리치료 주요 대상 질환 및 진단적 검사결과를 명확하게 설명할 수 있다.								
	나는 환자에 관한 정보를 통합하여 설명할 수 있다.								
기술	나는 환자에 관한 정보를 기초로 물리치료 중재 방법을 선택할 수 있다.								
	나는 환자의 건강문제를 포괄적으로 정확하게 판단할 수 있다.								
	나는 물리치료 수행에 필요한 기구/기계 사용 및 감염 관리를 철저하게 할 수 있다.								
	나는 물리치료 수행에 대한 기록과 상황보고를 신속하고 정확하게 할 수 있다.								
	나는 환자에게 효율적인 의사소통 방법을 사용할 수 있다.								
태도	나는 예의와 용모를 단정히 하여 맡은 일에 대하여 책임감을 가지고 마무리하였다.								
	나는 실습에 적극적으로 임하고 팀 구성원과 협동을 잘하였다.								
총점	/30점								

* 시작과 종료 칸에 V 표시로 체크하고 총점 칸에 점수로 기록하시기를 바랍니다.

실습기관과 대학 평가서(학생용)

실습기관 평가서는 보다 나은 실습을 위해서 실습생이 실습을 종료하는 마지막 주에 실습기관과 임상강사, 대학, 실습지도교수에 대해 체크하도록 구성하였다. 평가서를 통해 얻은 자료는 전체 실습교육 평가 이외에는 사용되지 않으니 솔직하게 해당되는 항목에 V 표시를 하도록 한다.

구분	평가항목	우수		만족		보통		부족	
		3		2		1		0	
		시작	종료	시작	종료	시작	종료	시작	종료
실습 기관	교육목적을 고려한 시설 배려가 되어 있었다.								
	물리치료 관련 전공 분야의 지식, 기술을 습득하는 기회가 충분하였다.								
	실습목표에 따라 다양한 학습경험을 제공하였다.								
	실습목표를 달성할 수 있는 기회가 충분하였다.								
	총점								
임상 강사	실습기관 의료인들은 실습생에 대한 배려와 관심을 가져 주었다.								
	실습내용에 대한 구체적인 지침을 제공하였다.								
	실습생이 전문성과 자신감을 갖도록 역할모델로서의 모습을 보여 주었다.								
	실습목표의 성취 정도를 함께 평가하고 관심을 가져 주었다.								
	총점								
대학 및 실습 지도 교수	학교에서 실습 전 오리엔테이션이 있었다.								
	학생 수준에 맞는 단계별 실습이 이루어졌다.								
	실습지도교수는 실습기관과 실습생과의 의사소통을 원활히 하였다.								
	실습지도교수는 실습생의 실습목표 성취를 위한 안내와 교육을 충분히 하였다.								
	총점								

* 아래 제시한 질문을 통해 이번 실습을 하면서 느낀 점을 기록하여 제출하면 학생의 실습내용을 이해하고 평가하는 데 도움이 될 것이다.

1) 실습에 대한 전반적인 소감
2) 실습에서 달성한 것은 무엇이었는가?
3) 실습에서 달성하지 못한 것은 무엇이며 그 이유는 무엇인가?
4) 효율적인 실습을 위해 실습기관, 임상강사와 실습지도교수에게 요청할 내용을 적으시오.

의학약어

A		
A	assessment	평가
AA	aortic arch	대동맥궁, 대동맥활
AA-ROM	active assist range of motion	능동보조관절운동범위
AAS	aortic arch syndrome	대동맥궁 증후군, 대동맥활 증후군
abd.	abdominal	복부, 배
	abduction	외전운동, 벌림
ABR	absolute bed rest	절대안정, 침상안전
ABS	acute brain syndrome	급성 뇌증후군
abs.	absent	없음, 無, 결여
ACA	anterior cerebral artery	앞대뇌동맥
A-C joint	acromioclavicular joint	봉우리빗장관절
ACL	anterior cruciate ligament	앞십자인대
ACTH	adrenalcorticotropic hormone	부신겉질 자극 호르몬
ACU	acute care unit	급성환자실(응급실)
ADH	antidiuretic hormone	항이뇨 호르몬
ADHD	attention deficit hyperactivity disorder	주의력부족 행동과다장애, 주의력결핍 과잉행동장애
ADI	acceptable daily intake	1일 섭취 허용량
ADL	activities of daily living	일상생활활동
adm.	admission	입원
AE	active exercise	능동적인 운동
AFO	ankle foot orthosis	발목발 보조기
AFRD	acute febrile respiratory disease	급성 열성 호흡기계 질환
AGA	acute gouty arthritis	급성 통풍 관절염
AGE	acute gastroenteritis	급성 장염
AIDS	acquired immune deficiency syndrome	후천성 면역결핍 증후군 (에이즈)
AIIS	anterior inferior iliac spine	아래앞엉덩뼈가시
AJ	ankle jerk	발목관절 반사 아킬레스건 반사
AK or A/Ka	above knee or above knee amputation	무릎 위 또는 무릎 위 절단
ALP	anterior lobe of pituitary	뇌하수체앞엽
ALS	acute lateral sclerosis	급성 측삭 경화증
alt	alternate	교대로
AMA	against medical advice	퇴원각서

amb	ambulatory	기상의, 걸어서, 보행 가능, 외래, 통행, 보행
AMI	acute myocardial infarction	급성 심근경색(증)
amp.	amputation	절단
A-Mpr.	Austin-Moore prosthesis	오스틴-모어 보철(의지)
AID	arterial occlusive disease	동맥 폐쇄 질환
A&P	anterior and posterior	앞쪽에서 뒤로
	assessment and plan	사정과 계획
	auscultation and percussion	청진과 타진
AR	active resistance	능동 저항
ARD	acute respiratory distress	급성 호흡기 곤란
AROM	active range of motion	능동관절운동범위
ASHD	arteriosclerotic heart disease	동맥경화성 심장병
ASIS	anterior superior illiac spine	위앞엉덩뼈가시
assist.	assistance	보조, 도움
ATNR	asymmetric tonic neck reflex	비대칭성 긴장성 목 반사
ATR	achilles tendon reflex	아킬레스건 반사
AVM	anteriovenous malformation	동정맥 기형
	B	
BD	brain dead	뇌사
BE	below elbow	팔꿉관절 아래
BFO	balanced forearm orthosis	평형 아래팔 보조기
BG	blood glucose	혈당
	bone graft	뼈이식, 골이식
b.i.d	twice a day	하루에 두 번
bilat.	bilateral	양측으로
BJ	biceps jerk	위팔두갈래근 반사
BJI	bone and joint infection	뼈와 관절 감염
BK or BKA	below knee or below knee amputation	무릎 아래 또는 무릎 아래 절단
bl.	bleeding	출혈
BLE	both lower extremities	양쪽다리
BMI	body mass index	체질량 지수, 신체비만지수, 신체질량지수
BMR	body metabolic rate	기초대사율
BOS	base of support	바닥면
BP	blood pressure	혈압
BPM	beats per minute	분당 심박동수
BR	bed rest	침상안정

BST	blood sugar test	혈당검사
BTS	bradycardia–tachycardia syndrome	서맥-빈맥 증후군
	C	
CA	carcinoma, cancer	암
CAD	coronary artery disease	심장동맥 질환
CAP	carotid artery pulse	목동맥 맥박
cap	capacity	능력, 용량, 수용력
CBC	complete blood count	온혈구검사(전혈검사)
CBF	cerebral blood flow	뇌혈류(량)
CBR	complete bed rest	절대안정
Cbr.	cerebrum	대뇌
cbll	cerebellum	소뇌
CC, C/C	chief complaint	주호소
CCA	common carotid artery	온목동맥(총경동맥)
CCI	chronic coronary insufficiency	만성 관상동맥 부전
CDH	congenital dislocation of the hip	선천적 엉덩관절 탈구
CF	cardiac failure	심장기능상실(심부전)
CH	clinical history	병력
c/o	complains of	불평
cont.	continue	계속적으로
COAD	chronic obstructive air way disease	만성 기도 폐쇄 질환
COG	center of gravity	중력중심
COPD	chronic obstructive pulmonary disease	만성 폐쇄성 폐 질환
CP	cerebral palsy	뇌성마비
CSBF	coronary sinus blood flow	관상동맥 혈류
CSF	cerebro–spinal fluid	뇌척수액
CSFP	cerebro–spinal fluid pressure	뇌척수(액)압
C–spine	cervical spine	목뼈
CVA	cerebrovascular accident	뇌졸중, 뇌혈관 장애
CVD	cardiovascular disease	심장혈관 질환
CWI	crutch walking instructions	목발보행교육
	D	
DA	degenerative arthritis	퇴행성 관절염
DAI	diffuse axonal injury	무용성 축삭 손상
DC	discharge	퇴원
D/C	discontinue	중단

D.D	delayed development	발달지연
DDx	differential diagnosis	감별진단
dept.	department	부서, 과
DIP	distal interphalangeal	먼쪽 손가락 뼈사이 관절
disloc.	dislocation	탈구
DJD	degenerative joint disease	퇴행성 관절염
DM	diabetes mellitus	당뇨병
DMD	Duchenne's muscular dystrophy	뒤셴근육퇴행위축증
DTR	deep tendon reflex	깊은힘줄반사
Dx.	diagnosis	진단
Ds	disease	질병
	E	
ECG, EKG	electrocardiography	심전도
EDH	epidural hematoma	경질막바깥출혈
EEG	electroencephalography	뇌파검사
e.g	for example	보기, 예
EI	exercise index	운동지수
E/I	expiratory-inspiratory ratio	날숨과 들숨 비율
EMG	electromyography	근전도
ER	emergency room	응급실
EST	electroshock therapy	전기 충격(요)법
etiol.	etiology	병인
	F	
FES	functional electrical stimulation	기능적 전기 자극
FH	family history	가족력
FP	facial palsy	얼굴마비
f/u	follow up	추후(의)
FUO	fever unknown origin	원인불명의 열
FWB	full weight bearing	완전체중 부하
fx.	fracture	골절
fx-dis.	fracture-dislocation	골절과 탈구
	G	
GBS	Guillian-barre syndrome	길리안바레 증후군
GCS	Glasgow coma scale	글라스고우 혼수 척도
GH	growth hormone	성장호르몬
GHD	growth hormone deficiency	성장호르몬 결핍

GMFM	gross motor functional measurement	대단위 운동기능 검사
	H	
HA	headache	두통
Hb.	hemoglobin	헤모글로빈
HBP	high blood pressure	고혈압
HCD	herniation cervical disc	목뼈 척추원반 탈출
HIV	human immuno deficiency virus	사람 면역 결핍 바이러스
HIVD	herniation of intervertebral disk(disc)	척추원반 탈출
HLD	herniated lumbar disk	허리뼈 척추원반 탈출
HNP	herniated nucleus pulposus	속질핵 탈출
H/O	history of	병력의
H&P	history and physical examination	병력과 신체검사
HR	heart rate	심장박동수
HS	heart sound	심장소리
HTN	hypertension	고혈압
Hx.	history	병력
	I	
ICA	internal carotid artery	안쪽 목동맥
ICH	intracerebral hemorrhage	대뇌출혈
ICT	intracranial tumor	머리안 종양
ICU	intensive care unit	집중 치료실, 중환자실
ICV	intracerebroventricular	대뇌실내
IDK	internal derangement of knee	무릎내 이상
IM	intramuscular	근육내
Inj	injury	손상
IV	intravenous, intravenously	정맥내의
IVH	intraventricular hemorrhage	뇌실내 출혈
	K	
KAFO	knee-ankle-foot orthosis	무릎-발목-발 관절보조기
KAO	knee-ankle orthosis	무릎-발목 관절보조기
KJ	knee jerk reflex	무릎 반사
	L	
LBP	low back pain	허리통증
LE	low extremities	다리
lig.	ligament	인대
Lin.	linear	선, 선상의

LLB	long leg brace	긴 다리 보조기
LOC	level of consciousness	의식수준
LP	lumbar puncture	허리천자(뚫기)
LTC	long term goal	장기 목표
	M	
MAS	motor assessment scale	운동평가척도
	modified Ashworth scale	변형된 애쉬워드 척도
MBI	modified Bathel index	변형 바델 지수
MCA	middle cerebral artery	중간대뇌동맥류
MD	medical doctor	의사
meds.	medication	투약
MED	minimal erythermal dose	최소홍반용량
MDPI	maximum daily permissible intake	1일 최대 허용 섭취량
METT	maximum exercise tolerance test	최대 운동 부하 검사
MFT	muscle function test	근육 기능 검사
MHR	maximum heart rate	최대 심장 박동률
MI	myocardial infarction	심근경색
MMT	manual muscle test	근육 촉진검사, 근력
MNCV	motor nerve conduction velocity	운동신경 전달 속도
MP	metacarpophalangeal(joint)	손허리 손가락(관절)
MPS	myofascial pain syndrome	근막통증증후군
MRI	magnetic resonance imaging	자기공명술
MS	mental status	정신상태
	multiple sclerosis	다발성 경화증
	N	
NB	newborn	신생아
NBAS	neonatal behavioral assessment scale	신생아 행동 평가 척도
NBN	newborn nursery	신생아실, 육아실
NDT	neurodevelopmental treatment	신경발달치료
neg.	negative	음성의, 부정적인
NGF	nerve growth factor	신경성장인자
NWB	non weight bearing	비체중부하
	O	
O	objective	객관적인
OA	osteoarthritis	뼈관절염
OAD	obstructive airway disease	폐쇄폐질환

o.d	daily, everyday, once daily	매일, 날마다, 하루에 한 번
OH	occupational history	직업력
OP	operation	수술
OR	operation room	수술실
OS	orthopedics surgery	정형외과
OT	occupational therapy	작업치료
	P	
P	plan	계획
PA	posterior anterior	뒤에서 앞으로
para.	paraplegia	양측 다리마비
p.c	after meal(L; post cibum)	식후
PCA	posterior cerebral artery	뒤대뇌동맥
PCL	posterior cruciate ligament	뒤십자인대
PE	physical examination	신체검진
per	by, for each	~에 의하여, 각각에 대해
PH, PHx	past history	과거력
PI	present illness	현재병력
PMA	progressive muscular atrophy	진행성 근육 위축
PMD	progressive muscular dystrophy	진행성 근이영양증, 진행성 근위축증
PNF	proprioceptive neuromuscular facilitation	고유수용성 신경근 촉진법
PPNI	peripheral nerve injury	말초신경손상
p.p	by mouth(L; per os)	입으로, 구강으로
pos.	position	체위, 자세
post-op	after surgery	수술 후
pre-op	before surgery	수술 전
PRE	progressive resistive exercise	점진적 저항운동
PROM	passive range of motion	수동관절운동범위
PSIS	posterior superior iliac spine	위뒤엉덩뼈가시
PT	physical therapy	물리치료
Pt	patient	환자
PTA	prior to admission	입원 전
PTB	patellar tendon bearing	무릎뼈 힘줄 부하
PTR	patellar tendon reflex	무릎뼈 힘줄 검사
PWB	partial weight bearing	부분체중부하
	Q	
q	every	마다

qd	every day	날마다
qh	every hour	시간마다
qid	four times a day	하루에 네 번
qt	quart	쿼터, 1/4
	R	
RA	rheumatoid arthritis	류마티스성 관절염
RBC	red blood cell	적혈구
RD	Raynaud's disease	레이노병
reg.	region	부위, 범위
res.	let it be repeat	반복하다
RI	respiratory illness	호흡기계 질환
RIND	reversible ischemic neurologic defect	역행성 허혈성 신경학적 장애
R/O	rule out	예외, 제외
ROM	range of motion	관절운동범위
RROM	resistive range of motion	저항 관절운동범위
Rx	treatment, prescription, therapy	치료, 처방
	S	
SAH	subarachonoid hemorrhage	거미막밑 출혈
SC	sternoclavicula joint	복장빗장관절
SCI	spinal cord injury	척수손상
SDH	subdural hematoma	경질막밑 혈종
sec.	second	초
sect.	section	절제(술), 절단면
SED	skin erythema dose	피부홍반량
SFP	spinal fluid pressure	뇌척수압
SI(J)	sacroiliac(joint)	엉치엉덩관절
SLR	straight leg raising	다리를 똑바로 들어 올림
SOAP	subjective, objective, assessment, plan	주관적, 객관적, 평가, 계획
SOB	shortness of breath	짧은 호흡
S.P	status post	상태 후
ST	speech therapist, speech therapy	언어치료사, 언어치료
Sx	symptoms	증상
	T	
tab.	tablet	정제, 알약
TA	traffic accident	교통사고
tbc, TB	tuberculosis	결핵

TBI	traumatic brain injury	외상성 뇌손상
T/D	reatment discontinued	치료중단
TED	threshold erythema dose	홍반역치량, 최소홍반량
temp.	temperature	체온
THR	total hip replacement	인공 엉덩관절 치환술
TIA	transient ischemic attack	일과성 허혈성(뇌) 발작, 일시적인 허혈성 발작
tid	three times daily(L; ter in die)	하루에 세 번
TKR	total knee replacement	인공 무릎관절 치환술
TM(J)	temporomandibular(joint)	턱관절
TNR	tonic neck reflex(ATNR, STNR)	긴장성 목반사
Tx.	therapy, treatment	요법, 치료
	U	
U	unit	단위
UE	upper extremity	팔, 상지
UMN	upper motor neuron	위운동신경세포
US	ultrasonic	초음파
UV	ultraviolet	자외선
	V	
V	vein	정맥
VC	ventilatroy capacity(test)	환기능력(검사)
VM	valsalva maneuver	발살바 방법
V/O	verbal order	구두지시, 구두의뢰
vs	vital signs	생체징후, 활력징후
	W	
WBC	white blood cell count	백혈구 수
w/c	wheelchair	휠체어, 이지차
wk	week	주
WNL	whithin normal limits	정상치, 정상범위 내
wt	weight	체중, 중량, 무게
	X	
X	axis	축
	Y	
YO, y/o	years old	나이, 연령
yr	year	해, 연수

근육뼈대계 진단평가도구

1) 관절운동범위(range of motion: ROM)

(1) 개요

근육뼈대계에서 각 관절의 ROM을 평가하기 위해서는 관절각도계(goniometer)를 사용한다. 해부학적 자세에서 각 관절의 처음 범위부터 마지막 범위까지의 각도를 표시한다.

(2) 관절운동범위 측정의 목적

① 각 관절의 운동범위 제한을 알 수 있다.
② 관절 기능을 측정하여 진단에 도움을 줄 수 있다.
③ 치료 전·후 환자의 상태를 재평가할 수 있다. 이때 각도의 변화가 없다면 치료계획은 수정할 필요가 있다.
④ 기능과 장애, 변형의 원인을 알 수 있다.
⑤ 부목이나 보조도구의 필요성을 확정할 수 있다.
⑥ 환자의 동기(motivation)부여를 유발할 수 있다.
⑦ 근력검사의 보조적인 수단으로 사용할 수 있다.

(3) 주의사항

① ROM은 개인차가 있다. 측정하고자 하는 좌우를 비교하여 제한이 없는 쪽의 관절범위를 측정해서 개인의 기준을 정한다.
② 수동적 관절운동범위 측정 시 통증이 없는 범위 내에서 측정하여야 한다.
③ 동일한 대상자가 같은 시간대에 각도기를 이용하여 환자를 측정하는 것이다.
④ 다관절의 경우 관절운동범위 측정 시 중립 또는 해부학적으로 이완된 자세에서 관절운동범위를 측정한다.

2) 도수근력검사(manual muscle test: MMT)

(1) 개요

중력과 저항을 달리하여 근육이 이겨내는 힘에 따라 근력의 정도를 6등급으로 평가하는 것이다(표 1).

표 1 맨손근력등급

5	Normal	100%	최대 강한 저항, 중력 대항, 전체 관절운동범위	중력 대항
4	Good	75%	약한 저항, 중력 대항, 전체 관절운동범위	
3	Fair	50%	저항 없음, 중력 대항, 전체 관절운동범위	
2	Poor	25%	중력 제거, 전체 관절운동범위	중력 제거
1	Trace	10%	관절의 움직임이 없음, 근수축을 느낄 수 있음	
0	Zero	0%	근수축이나 움직임이 없음	

(2) 목적

① 환자의 기능적인 요소를 알아보기 위하여 평가한다.

② 근력약화가 일상생활활동의 수행을 제한하는지를 구별할 수 있다.

③ 보조기구가 필요한지를 결정할 수 있다.

④ 치료의 효과성을 평가할 수 있다.

⑤ 운동기계(뼈대계통, 근육계통, 신경계통)의 예후 판정의 자료로 사용할 수 있다.

⑥ 치료경과의 판정과 치료효과를 검사할 수 있다.

⑦ 근 재교육 처방 및 치료수단의 하나로 사용할 수 있다.

(3) 주의점

① 근력 검사 시 근약화로 인한 보상작용이 일어나는지 관찰한다.

② 하나의 근력 측정을 위해 손과 체중을 이용하여 고정한다.

③ 저항은 검사하고자 하는 부위에 직각으로 준다.

④ 저항의 크기는 성별, 연령, 직업 등을 고려하여 적용한다.

⑤ 좌·우측의 대칭성을 위해 비교하여 검사한다.

치료실 ROM, MMT Evaluation

등록번호: 성명: 나이/성별: 진료과:

ROM

		Rt.	Lt.
shoulder	flexion (180°)		
	extension (50°)		
	adduction (50°)		
	abduction (180°)		
elbow	flexion (140°)		
	extension (0°)		
hip	flexion (120°)		
	extension (30°)		
	adduction (20°)		
	abduction (40°)		
knee	flexion (120°)		
	extension (0°)		
ankle	dorsiflexion (20°)		
	plantarflexion (40°)		

MMT

		Rt.	Lt.
shoulder	flexor		
	extensor		
	adductor		
	abductor		
elbow	flexor		
	extensor		
hip	flexor		
	extensor		
	adductor		
	abductor		
knee	flexor		
	extensor		
ankle	dorsiflexor		
	plantarflexor		

20 년 월 일 실습생:

3) 통증시각척도(Visual Analogue Scale: VAS)

통증시각척도는 환자 자신의 통증 정도를 확인하기 위하여 평가한다. 통증이 낮으면 0점에 가깝고, 통증이 높으면 10점에 가깝다.

Visual Analog Scale

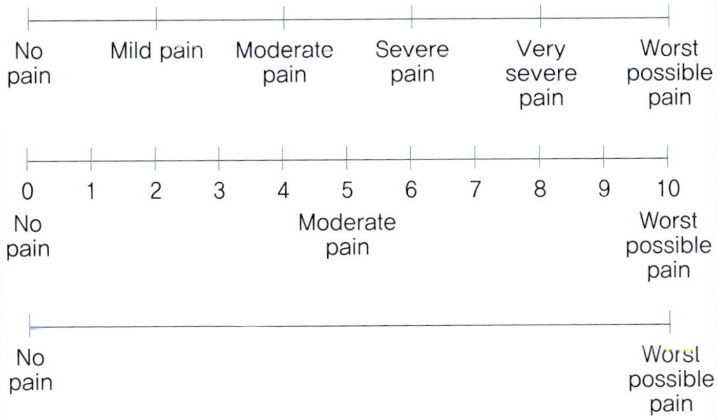

Word Descriptor Scale

0 = No pain
1 = Mild pain
2 = Distressing pain
3 = Severe pain
4 = Horrible pain
5 = Excruciating pain

Graphic Scale

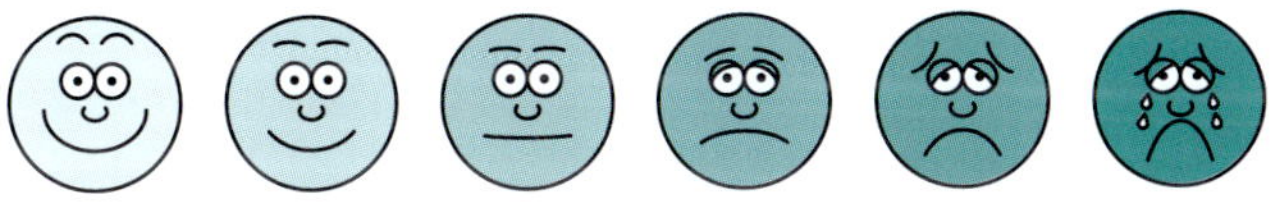

Verbal Scale

"On a scale of 0 to 10, with 0 meaning no pain and 10 meaning the worst pain you can imagine, how much pain are you having now?

Functional Pain Scale

0 = No pain
1 = Tolerable and pain does not prevent any activities
2 = Tolerable and pain prevents some activities
3 = Intolerable and pain does not prevent use of telephone, TV viewing, or reading
4 = Intolerable and pain prevents use of telephone, TV viewing, or reading
5 = Intolerable and pain prevents verbal communication

4) 오스웨스트리 요통 장애지수

오스웨스트리 요통 장애지수는 요통의 문제로 인해 일상생활활동이 얼마나 제한이 있는지 알아보기 위한 평가 도구이다. 통증강도, 개인적 관리, 듣기, 걷기, 앉아 있기, 서 있기, 잠자기, 성생활, 사회생활, 여행의 총 10가지 항목으로 구성되어 있다.

오스웨스트리 요통 장애지수

등급	내용
0~20%	최소의 기능장애(Minimal disability)
20~40%	중간 정도의 기능장애(Moderate disability)
40~60%	심한 기능장애(Severe disability)
60~80%	신체장애(Crippling back pain)
80~100%	침대제한이나 과장된 자세 또는 부적합한 질병 행동(These patients are bed-bound or have an exaggeration of their symptoms.)

오스웨스트리 요통 장애 설문지 (Oswestry Low Back Pain Disability Questionnaire)

환자이름: 연령: 성별: 남 / 여 날짜: 점수: / 60점

이 설문지는 의사(치료사)에게 당신의 요통이 일상생활에 얼마나 영향을 끼치는가에 대한 정보를 제공하기 위해 고안되었습니다. 각각의 문항마다 오늘 당신의 컨디션을 가장 잘 표현하는 답을 선택하여 주십시오. 한 개의 질문에 두 가지 이상의 답이 당신에게 해당될 수 있다는 것을 알지만, 당신의 문제를 가장 잘 표현한다고 생각되는 한 가지 답에만 표시해 주십시오.

항목 1 통증 강도

1. 운동 시 통증이 없다.
2. 운동 시 통증이 매우 약하다.
3. 운동 시 통증이 보통이다.
4. 운동 시 통증이 확실하게 심하다.
5. 운동 시 통증이 매우 심하다.
6. 운동 시 통증이 최악의 상태다.

항목 2 개인적 관리(씻기, 옷 입기 등)

1. 큰 통증 없이 정상적으로 자신을 돌볼 수 있다.
2. 자신을 정상적으로 돌볼 수 있으나 매우 통증이 있다.
3. 통증으로 자신을 돌보는 데 느리고 조심스럽다.
4. 약간의 도움이 필요하나 부분적으로 자신을 돌볼 수 있다.
5. 매일 자신을 돌보는 데 부분적으로 도움이 필요하다.
6. 옷을 입거나 씻을 수 없고 침대에서 지내기가 힘들다.

항목 3 들기

1. 통증 없이 무거운 물건을 들 수 있다.
2. 무거운 물건을 들 수 있으나 통증이 있다.
3. 바닥에서 무거운 물건을 들어 올릴 때는 통증이 있으나 책상에서 물건을 들어 올릴 때는 편하다.
4. 무거운 물건을 들 수 없으나 중간에서 매우 가벼운 물건은 책상 위에서 들 수 있다.
5. 매우 가벼운 물건만 들 수 있다.
6. 전혀 물건을 운반할 수 없다.

항목 4 걷기

1. 걷는데 지장이 없다.
2. 1.6km 이상 걸을 수 없다.
3. 400m 이상 걸을 수 없다.
4. 100m 이상 걸을 수 없다.
5. 지팡이나 목발을 사용해서만 걸을 수 있다.
6. 부분의 시간을 침대에서 보내고, 화장실은 기어서 간다.

항목 5 앉아 있기

1. 어떤 의자든 앉아 있고 싶은 만큼 앉아 있을 수 있다.
2. 편안한 의자에 앉아 있고 싶은 만큼 앉아 있을 수 있다.
3. 1시간 이상은 통증 때문에 앉아 있을 수 없다.
4. 30분 이상은 통증 때문에 앉아 있을 수 없다.
5. 10분 이상은 통증 때문에 앉아 있을 수 없다.
6. 전혀 앉아 있을 수 없다.

항목 6 서 있기

1. 통증 없이 원하는 만큼 서 있을 수 있다.
2. 원하는 만큼 서 있을 수 있으나 통증이 있다.
3. 통증으로 1시간 이상 서 있을 수 없다.
4. 통증으로 30분~1시간 이상 서 있을 수 없다.
5. 통증으로 10분 이상 서 있을 수 없다.
6. 통증으로 전혀 서 있을 수 없다.

항목 7 잠자기

1. 통증 때문에 잠을 깨는 일이 없다.
2. 통증 때문에 때로 잠을 깬다.
3. 통증 때문에 6시간 이상 잘 수가 없다.
4. 통증 때문에 4시간 이상 잘 수가 없다.
5. 통증 때문에 2시간 이상 잘 수가 없다.
6. 통증 때문에 전혀 잘 수 없다.

항목 8 성생활(적용된다면)

1. 통증 없이 정상적인 성생활을 한다.
2. 정상적인 성생활을 하나 간혹 통증이 있다.
3. 거의 정상적인 성생활을 하나 매우 통증이 있다.
4. 통증 때문에 성생활에 상당한 장애가 있다.
5. 통증 때문에 성생활을 거의 할 수 없다.
6. 통증 때문에 성생활을 전혀 할 수 없다.

항목 9 사회생활

1. 사회생활이 정상이고 통증도 없다.
2. 정상적인 사회생활을 하나 간혹 통증이 있다.
3. 통증이 사회생활에는 별 문제가 되지 않으나 스포츠 같은 좀 더 활동적인 것은 제한된다.
4. 통증이 사회생활을 제한하고 자주 외출을 못한다.
5. 통증이 집안의 활동도 제한한다.
6. 통증으로 사회생활을 전혀 하지 못한다.

항목 10 여행

1. 통증 없이 어디든 여행할 수 있다.
2. 어느 곳이든지 여행할 수 있으나 통증이 있다.
3. 통증으로 2시간 이상의 여행은 힘들다.
4. 통증으로 1시간 이상의 여행을 힘들다.
5. 통증으로 30분 이상의 여행은 힘들다.
6. 통증으로 치료받으러 가는 것을 제외하고는 여행이 힘들다.

신경학적 진단평가도구

1) 개요

신경계 질환의 환자는 뇌졸중, 척수손상환자, 외상성 뇌손상, 뇌성마비, 파킨슨병, 다발성 경화증 등은 임상실습을 하면서 가장 보편적인 대상자이기 때문에 각각의 신경학적 평가능력을 필요로 한다.

2) 한국형 간이 정신상태 검사(mini-mental status examination-Korea, MMSE-K)

전반적인 뇌손상 환자의 인지기능을 평가하는 도구이다. 뇌병변 환자의 의식수준을 쉽고 명료하게 평가할 수 있다. 지남력, 기억등록, 기억회상, 주의 집중 및 계산, 언어 및 판단력으로 구성되어 있다. 24점 이상 정상, 18~23점 경도 인지 장애, 17점 이하 중증 인지장애를 의미한다.

표 2 한국형 간이 정신상태 검사

항목(점수)		측정방법	점수
지남력 (10)	시간(5)	오늘은 ( )년 ( )월 ( )일 ( )요일 ( )계절	
	장소(5)	집 주소는 ( )도 ( )군 ( )면 여기는 어디입니까?	
기억등록(3)		물건 이름 기억하기 (예: 사과, 나무, 자동차)	
기억회상(3)		3분 뒤 위의 물건이름 회상	
주의 집중 및 계산(5)		100-7= -7= -7= -7= -7= (5회) 또는 '삼천리 강산' 거꾸로 하기	
언어 및 판단력 (9)	물건 이름 맞히기(2)	실물이나 그림을 2개 지적하여 이름을 맞히도록 한다.	
	언어 이해력(3)	3단계 명령: 오른손으로 종이를 집어서 반으로 접고, 무릎 위에 놓으시오.	
	언어반복 능력(2)	'반갑습니다', '간장공장 공장장' 따라 하기 5각형 두 개를 겹쳐 그리기	
	판단력(2)	'옷은 왜 빨아 입습니까?'라고 질문 '길에서 남의 주민등록증을 주웠을 때 어떻게 하면 쉽게 주인에게 돌려주겠습니까?	

3) 의식수준의 평가

신경계 질환의 모든 환자는 각성 정도를 파악하기 위해 의식수준의 단계를 평가한다.
정신상태, 의식상태, 자극의 반응, 의사소통, 회피반응, 의식, 반사, 강한 자극의 반응 여부를 보고 5단계로 분류한다. 의식수준의 평가는 가장 처음 이루어지는 평가이다.

표 3 환자의 의식수준 및 행동

명료(alert)	정상적인 정신상태, 자신, 타인, 장소, 그리고 시간에 대해 명확하게 아는 상태
졸린(drowsy)	의사소통은 가능하나 명료함이 감퇴되며 수면에 빠지려는 경향이 심한 상태로 어느 정도의 자극에 반응할 수 있는 상태
혼돈(confusion)	신속 정확한 판단 및 의사결정의 장애가 나타나는 상태 각성되어 자극에 말로 반응을 보이나 의미 없는 짧은 단어를 나열함
혼미(stupor)	의사소통이 불가능하며 일반적으로 무반응 상태. 의식이 혼탁하며 강한 자극을 받을 때 약간 반응은 하지만 정상적인 반응은 보이지 않는 상태
반쪽혼수(semicoma)	자발적인 근육 움직임은 없고 고통스러운 자극을 주었을 때 어느 정도 피하려는 반응을 보이는 상태
혼수(coma)	본인과 외부 환경에 대해 의식, 반사, 강력한 자극에도 반응이 나타나지 않음

4) 균형 검사

(1) 일어나 걸어가기 검사(timed up and go test: TUG)

편평한 바닥에 팔걸이가 있는 높이 46㎝의 의자를 놓고 앉은 다음에 '시작'이라는 구령에 따라 의자에서 일어나 3m를 걸은 후 환자의 건측 방향으로 반환점을 돌고, 되돌아 와서 다시 의자에 앉고, 원래 자세를 취할 때까지의 시간을 측정한다.

TUG

성명: 연령: 세 성별: 남 / 여

진단명: 검사일: 검사자:

1. TUG alone 팔걸이가 있는 의자에 등을 대고 앉은 자세를 유지한다. "시작(go)"이라고 하면 일어나서 편안하고 안전한 속도(걸음)로 3m 바닥의 선을 따라 걸어간 뒤 돌아서 다시 의자로 와서 앉는다. ※ 보조도구를 사용하는 대상자는 착용하고 측정	Time for 'Up and go' test ______ sec Unstable on turning? ______ Walking aid used? ______ Type of aid: ______
2. TUG cognitive 1번과 같은 방법으로 검사하며 추가적으로 20~100 사이의 숫자 중 하나를 선정하여 그 숫자부터 거꾸로 세면서 걷도록 지시한다.	Time for 'Up and go' test ______ sec Unstable on turning? ______ Walking aid used? ______ Type of aid: ______
3. TUG manual 1번과 같은 방법으로 검사하며 추가적으로 물을 가득 담은 컵을 손에 들고 걷도록 지시한다.	Time for 'Up and go' test ______ sec Unstable on turning? ______ Walking aid used? ______ Type of aid: ______
1. TUG alone → 13.5 seconds 2. TUG cognitive → 15 seconds 3. TUG manual → 14.5 seconds	

(2) 버그균형척도(berg balance scale, BBS)

정적 또는 동적 균형능력의 객관적인 평가도구이다. 버그균형척도는 14개의 항목으로 기능적 과제로 구성되어 있다. 크게 앉기, 서기, 자세변화의 3개 영역으로 크게 나눌 수 있다. 최소 0점에서 최고 4점으로 이루어져 있고 14개 항목으로 총점은 56점이다. 전체 항목을 수행하는 데에는 약 15분이 소요되었다.

버그균형척도(Berg Balance Scale, BBS)

점수	내용
45점 이하	보행 시 지팡이와 같은 보조도구가 필요
44 ~ 41점	낮은 낙상의 위험
40 ~ 21점	높은 낙상의 위험
20 ~ 0점	매우 높은 낙상의 위험

K-BBS

이름		연령/성별	
진단명		장애	
병력번호		임상과	

내용	날짜			
	/	/	/	/
1. 앉은 상태에서 서기				
2. 도움 없이 서 있기				
3. 기대지 않고 스스로 앉기				
4. 선 상태에서 앉기				
5. 이동하기				
6. 눈감고 서 있기				
7. 양발을 모으고 서 있기				
8. 선 자세에서 팔을 펴고 뻗기				
9. 선 상태에서 바닥에서 물건 잡아 올리기				
10. 서서 양쪽 어깨를 넘어 뒤돌아보기				
11. 360° 돌기				
12. 서 있는 동안 발판에 양발을 교대로 놓기				
13. 한 발을 다른 발 앞에 놓고 지지 없이 서 있기				
14. 한 발로 서 있기				
합계 점수	/56	/56	/56	/56

1. 앉은 상태에서 서기

〈지시: 서 보세요. 이때 지지하기 위해 두 손을 사용하지 마십시오.〉

점수	내용
4점	손을 사용하지 않고 독립적으로 일어서고 안정화할 수 있다.
3점	손을 사용하여 독립적으로 일어설 수 있다
2점	여러 번 시도 후 양손을 사용하여 일어설 수 있다.
1점	서거나 안정화되기 위해서 최소(25%)의 도움이 필요하다.
0점	서기 위해서는 중등도 도움(50%) 또는 최대 도움(75%)이 필요하다.

2. 의지하지 않고 서 있기

〈지시: 붙잡지 말고 2분 동안 서 있어 보세요.〉

점수	내용
4점	안전하게 2분 동안 서 있을 수 있다.
3점	감독 하에 2분 동안 서 있을 수 있다.
2점	의지하지 않고 30초간 서 있을 수 있다
1점	의지하지 않고 30초간 서 있기 위해 여러 번의 시도가 필요하다.
0점	도움 없이는 30초간 서 있을 수 없다.

* 의지하지 않고 2분간 서 있을 수 있다면, 3번 항목은 검사하지 말고 3번 항목을 만점 처리하고, 4번 항목으로 가시오.

3. 기대지 않고 스스로 앉기

〈지시: 두 팔에 의지하고 2분간 앉아 있으세요.〉

점수	내용
4점	안전하게 2분 동안 앉아 있을 수 있다.
3점	감독 하에 2분 동안 앉아 있을 수 있다
2점	30초간 앉아 있을 수 있다.
1점	10초간 앉아 있을 수 있다.
0점	10초간 지지 없이 앉아 있을 수 없다.

4. 선 상태에서 앉기

〈지시: 앉아보세요.〉

4점	양손을 최소한으로 사용하여 안전하게 앉을 수 있다.
3점	양손을 사용하여 앉기 조절이 가능하다.
2점	양다리를 의자에 기대어 앉기 조절이 가능하다.
1점	독립적으로 앉지만 털썩 주저앉는다.
0점	앉기에 도움이 필요하다.

5. 이동하기

〈지시: 한쪽으로 이동할 수 있도록 의자를 배열해 놓는다. 팔걸이가 있는 의자로 가도록 환자에게 이동을 요구한다. 그리고 팔걸이가 없는 의자로 가도록 환자에게 이동을 요구한다(검사자는 팔걸이가 있는 의자 그리고 팔걸이가 없는 의자를 사용할 수도 있다).〉

4점	양손을 최소한으로 사용하여 안전하게 이동할 수 있다.
3점	양손을 적절히 사용하여 안전하게 이동할 수 있다.
2점	구두 지시나 또는 감독하에 이동할 수 있다.
1점	1명의 도움이 필요하다.
0점	도움이나 안전을 위해 2명의 도움이 필요하다.

6. 눈감고 서 있기

〈지시: 두 눈을 감고 10초 동안 서 있어 보세요.〉

4점	안전하게 10초간 서 있을 수 있다.
3점	감독하에 10초간 서 있을 수 있다.
2점	3초간 서 있을 수 있다.
1점	눈을 감은 채 3초간 유지하기가 어려우나 잠깐은 설 수 있다.
0점	넘어지지 않으려면 도움이 필요하다.

7. 양발 모으고 서 있기

〈지시: 양발을 모으고 잡지 말고 서 보세요.〉

4점	독립적으로 양발을 모으고 안전하게 1분간 서 있을 수 있다.
3점	독립적으로 양발을 모으고 감독하에 1분간 서 있을 수 있다.
2점	독립적으로 양발을 모으고 30초간 서 있을 수 있다.
1점	자세 유지에 도움이 필요하지만 15초간 서 있을 수 있다.
0점	자세 유지에 도움이 필요하고 15초간 서 있을 수 없다.

8. 선 자세에서 팔 펴고 뻗기

〈지시: 팔을 90도로 올리시오. 손가락을 펴고 가능한 한 앞쪽으로 멀리 뻗어 보세요(피검자가 팔을 90도로 들고 있는 동안 자를 손톱 끝에 놓는다. 손을 앞으로 뻗는 동안 자기 손가락에 닿지 않도록 한다. 측정된 거리는 손가락을 앞쪽으로 가장 멀리 뻗었을 때의 거리이다. 가능하면 몸통을 비틀어서 앞쪽으로 뻗지 못하도록 두 손을 모두 사용하여 뻗도록 한다).〉

4점	25cm(10인치) 이상 앞으로 뻗을 수 있다.
3점	12.5cm(5인치) 이상 안전하게 앞으로 뻗을 수 있다.
2점	5cm(2인치) 이상 안전하게 앞으로 뻗을 수 있다.
1점	앞으로 뻗을 수 있지만 감독이 필요하다.
0점	시도하는 동안 균형을 잃고 외부의 도움이 필요하다.

9. 선 자세에서 바닥에서 물건 잡아 올리기

〈지시: 피검사의 발 앞에 있는 신발/슬리퍼를 집어보세요.〉

4점	쉽고 안전하게 슬리퍼를 주울 수 있다.
3점	슬리퍼를 주울 수 있지만 감독이 필요하다.
2점	슬리퍼는 주울 수 없지만, 슬리퍼로부터 5cm까지 접근할 수 있고, 독립적으로 균형을 유지할 수 있다.
1점	시도하는 동안 도움이 필요하며 주울 수 없다.
0점	시도할 수 없고 균형을 잃지 않고 넘어지지 않기 위해 도움이 필요하다.

10. 선 자세에서 양쪽 어깨를 넘어 뒤돌아보기

〈지시: (선 자세에서) 좌측 어깨를 넘어 뒤를 돌아보세요. 우측 어깨를 넘어 뒤를 돌아보세요. 검사자는 피검자가 더 잘 뒤돌아볼 수 있도록 피검자 뒤에서 물건을 들고 있어도 된다.〉

점수	내용
4점	체중이동을 잘하며 양쪽 어깨 넘어 잘 뒤돌아 볼 수 있다.
3점	한쪽은 가능하나 반대쪽은 체중이동이 잘 되지 않는다.
2점	옆으로 돌아보기까지만 균형 유지가 가능하다.
1점	돌아볼 때 감독이 필요하다.
0점	균형을 잃거나 넘어지는 것을 방지하기 위해 도움이 필요하다.

11. 360° 돌기

〈지시: 한 바퀴를 완전히 돌고 또 반대 방향으로 한 바퀴를 완전히 돌아보세요.〉

점수	내용
4점	4초 내에 안전하게 360° 돌 수 있다.
3점	4초 내에 한쪽으로만 360° 돌 수 있다.
2점	안전하게 돌 수 있으나 시간이 오래 걸린다.
1점	근접 감독이나 말로 지시를 해야 한다.
0점	도는 동안 도움이 필요하다.

12. 선 자세에서 발판에 양발 교대로 놓기

〈지시: 양발을 발판에 각각 교대로 올려놓아 보세요. 4번 반복해서 양발을 교대로 발판에 올려놓아 보세요.〉

점수	내용
4점	발판에 8번 오르내리기를 20초 이내에 한다.
3점	발판에 8번 오르내리기가 20초 이상 걸린다.
2점	감독하에 도움 없이 4번 오르내릴 수 있다.
1점	최소한의 도움으로 2번 오르내릴 수 있다.
0점	시도할 수 없거나 넘어지지 않기 위해 도움이 필요하다.

13. 한 발을 다른 발 앞에 놓고 지지 없이 서 있기

〈지시: (피검자에게 시범을 보여준다.) 한 발을 다른 발 바로 앞에 놓는다. 피검자가 발을 다른 발 바로 앞에 놓고 설 수 없다면, 설 수 있을 만큼 발을 앞으로 더 내밀어 앞발의 뒤꿈치가 뒷발의 앞꿈치보다 앞으로 가게 하고 서도록 한다(보장이 한 발 길이를 초과하고, 보폭은 거의 정상 범위라면 3점을 준다).〉

4점	30초간 독립적으로 한 발을 다른 발 앞에 붙여서 놓을 수 있다.
3점	30초간 독립적으로 한 발을 다른 발 앞에 띄어서 놓을 수 있다.
2점	30초 동안 유지가 가능하며 독립적으로 작은 보폭으로 발 놓기를 할 수 있다.
21	15초간 유지가 가능하나 발 놓을 때 도움이 필요하다.
0점	발 놓기 및 서 있는 동안 균형을 잃는다.

14. 한 발로 서 있기

〈지시: 잡지 말고 가능한 한 오래 한 발로 서 보세요.〉

4점	독립적으로 10초 이상 유지하며 한 발 서기를 할 수 있다.
3점	독립적으로 5~10초 유지하며 한 발 서기를 할 수 있다.
2점	독립적으로 3초 또는 그 이상의 시간을 유지하며 한 발 서기를 할 수 있다.
1점	3초 동안 한 발 서기를 유지할 수 없지만 독립적으로 서 있을 수 있다.
0점	넘어짐을 방지하기 위해 도움이 필요하며 서 있을 수 없다.

(3) 기능적 팔 뻗기 검사(Functional Reach Test)

FRT검사방법은 고정된 지지면 위에 양발을 어깨 너비로 벌린 기립 자세를 취한다.

주먹을 쥔 상태로 팔꿉관절 폄, 그리고 90° 앞쪽굽힘한 시작자세에서 어깨뼈봉우리의 높이에 수평으로 설치된 막대자와 수평을 유지하면서 균형을 잃지 않고 팔을 최대로 뻗어, 세 번째 손허리뼈 먼쪽부위의 처음과 마지막 지점 간의 거리를 측정한다.

기능적 팔 뻗기 검사(Functional Reach Test)

성명: 연령: 세 성별: 남 / 여

진단명: 마비쪽: 좌/우

검사일지	좌측 팔 뻗기	우측 팔 뻗기
년 월 일	cm	cm
년 월 일	cm	cm
년 월 일	cm	cm
년 월 일	cm	cm
년 월 일	cm	cm

(4) 수행목적 이동 사정법(performance oriented mobility assessment, POMA)

1986년 Tinetti에 의해 개발하였으며 균형과 운동성 기능에 대해서 측정하는 평가도구이다. POMA는 균형검사와 보행검사로 나뉜다. 균형검사 16점, 보행검사 12점으로 총점은 28점이다. 평가해석은 19점 이하는 낙상의 위험도가 높음, 19~24점은 중증의 낙상위험도, 25~28점은 낮은 낙상위험도를 의미한다. 소요되는 시간은 10~15분 정도이다.

수행목적 이동 사정법(POMA) 평가지

초기 준비: 피평가자는 팔이 없는 단단한 의자에 앉아서 시행함		척도	점수
1. 앉은 자세 균형 (sitting balance)	의자에 기대거나 비스듬함(leans or slides in chair)	= 0	
	흔들림 없이 안정감 있음(steady, safe)	= 1	
2. 의자에서 일어서기 (rises from chair)	도움 없이 일어서지 못함(unable without help)	= 0	
	팔을 이용하여 일어섬(able, uses arms to help)	= 1	
	팔 지지 없이 일어섬(able without using arms)	= 2	
3. 일어서려는 시도 (attempts to arise)	도움 없이 일어서지 못함(unable without help)	= 0	
	1회 이상 시도(able, requires 〉 1 attempt)	= 1	
	한번에 일어섬(able to rise, 1 attempt)	= 2	
4. 일어서서 곧바로 균형 유지 (첫 5초) (immediate standing balance) (first 5seconds)	불안정(흔들림, 발움직임, 몸통 흔들림) [unsteady(swaggers, moves feet, trunk sway)]	= 0	
	지지나 보행기로 안정적(steady but uses walker or other support)	= 1	
	지지나 보행기 없이 안정적(steady without walker or other support)	= 2	
5. 선 자세 균형 (standing balance)	불안정(unsteady)	= 0	
	지지나 지팡이를 사용하여 안정적이나 4인치 이상 발을 벌림 [steady but wide stance (medial heals 〉 4 inches apart, and uses cane or other support)]	= 1	
	지지 없이 좁게 서기(narrow stance without support)	= 2	
6. 한 발 들고 서 있기 [nudged(subject at maximum position with feet as close together as possible, examiner pushes lightly on subject's sternum with palm of hand 3 times)]	넘어지기 시작(begins to fail)	= 0	
	비틀거림, 붙잡음(staggers, grabs, catches self)	= 1	
	안정(steady)	= 2	

초기 준비: 피평가자는 팔이 없는 단단한 의자에 앉아서 시행함		척도	점수
7. 눈감고 서기 (6번 항목 검사) [eyes closed (at maximum position of item 6)]	불안정(unsteady)	= 0	
	안정(steady)	= 1	
8. 360° 돌기 (turning 360 degrees)	돌기 중단(discontinuous step)	= 0	
	지속적인 돌기(continuous step)	= 1	
	불안정(붙잡음, 비틀거림)(unsteady; grabs, staggers)	= 0	
	안정(steady)	= 1	
9. 앉기	불안정: 거리를 잘못 판단, 의자로 넘어짐 (unsafe; misjudged distance, falls into chair)	= 0	
	팔 사용 또는 부드럽지 못함(uses arms or not a smooth motion)	= 1	
	안정: 부드러운 동작(safe: smooth motion)	= 2	
10. 걷기 시작 (initiation of gait)"가세요" 직후	멈칫하거나 출발을 여러 번 시도함 (any hesitancy or multiple attempts to start)		
	주저 없음(no hesitancy)		
11. 보장과 길이 (step length and height)	오른발 유각기(right swing fool)		
	들린 발이 반대편 발을 지나가지 못함 (does not pass left stance foot with step)	= 0	
	들린 발이 왼발을 지나감(passes left stance foot)	= 1	
	바닥에서 오른발을 완전히 들어 올리지 못함 (right foot does not clear floor completely with step)	= 0	
	바닥에서 오른발을 완전히 들어 올림(right foot completely clears floor)	= 1	
	왼발 유각기(left swing foot)		
	들린 발이 반대편 발을 지나가지 못함 (does not pass left stance foot with step)	= 0	
	들린 발이 오른발을 지나감(passes right stance foot)	= 1	
12. 걸음 대칭성 (step symmetry)	오른발과 왼발의 보장이 동일하지 않음 (right and left step length not equal)	= 0	
	오른발과 왼발의 보장이 거의 동일 (right and left step length appear equal)	= 1	

초기 준비: 피평가자는 팔이 없는 단단한 의자에 앉아서 시행함		척도	점수
13. 걸음 연속성 (step continuity)	걸음 사이 연속적이지 못하거나 멈춤 (stopping or discontinuity between steps)	= 0	
	멈춤 없이 지속적임(steps appear continuous)	= 1	
14. 경로(path)	많이 벗어남(marked deviation)	= 0	
	약간 벗어나거나 보행보조도구 사용 (mild/moderate deviation or uses walking aid)	= 1	
	보행보조도구 없이 똑바로 걸음(straight without walking aid)	= 3	
15. 몸통(trunk)	많이 흔들리거나 보행보조도구 사용(marked sway or uses walking aid)	= 0	
	걷는 동안 흔들리지 않지만 무릎이나 몸통이 굽혀지거나 팔이 뻗침 (no sway but flexion of knees or back or spreads arms out while walking)	= 1	
	보행보조도구와 팔을 사용하지 않고, 몸통이 굽혀지지도 않고 흔들림이 없음 (no sway, no flexion, no use of arms, and no use of walking aid)	= 2	
16. 걷기(walking stance)	뒤꿈치가 떨어짐(heels apart)	= 0	
	걷는 동안 뒤꿈치가 거의 붙음(heels almost touching while walking)	= 1	
		보행점수(gait score)	/12
		균형점수(balance score)	/16
		총점[total score(gait + balance)	/28

뇌졸중 환자

1) 근긴장도 검사

뇌병변 환자의 강직성 마비가 나타나게 되는데 상지의 위팔두갈래근(biceps muscle), 하지의 넙치근(soleus muscle) 근육의 긴장도를 평가한다. 이때 물리치료사는 팔과 다리 강직의 정도를 평가하기 위해 임상적으로 가장 널리 사용되고 있는 수정된 Ashworth 척도(modified Ashworth scale, MAS)로 평가한다(표 4).

표 4 수정된 Ashworth 척도

등급	각 등급에 대한 내용
GO	근긴장도 증가 현상이 전혀 나타나지 않음
G1	손상된 부위를 관절의 굽힘과 폄 시 관절운동범위의 끝 범위에서 약간 저항현상이 나타남
G1+	손상된 부위를 관절의 굽힘과 폄 시 관절운동범위의 1/2 지점에서 약간의 근긴장도 저항 현상이 나타남
G2	손상된 부위를 관절의 굽힘과 폄 시 관절운동범위의 모든 범위에서 근긴장도 증가를 나타냄
G3	근긴장이 증가되어 수동운동이 불가능한 수준
G4	이완된 부위가 굽힘 또는 폄 상태로 강직(rigid)된 상태

2) 감각 평가

(1) 표재성 감각(superficial sensation)

① 통각(pain)

뾰족한 도구, 즉 클립 같은 도구를 사용하여 자극을 무작위로 적용한다. 이때 검사자는 정확성을 위해 자극의 정도를 같게 해야 한다. 대상자는 자극을 느끼면 즉시 '둔하다', '날카롭다', '모르겠다'라고 대답한다.

② 가벼운 촉각(light touch)

대상자의 눈을 감게 한 상태에서 면봉, 휴지, 그리고 칫솔 등을 사용하여 검사를 실시한다. 대상자 감각 자극 시 '예', '아니요'라고 대답한다.

③ 온각(temperature)

대상자로 하여금 눈을 감은 상태에서 찬물(7℃)이나 더운물(43℃)이 들어있는 시험관을 이용하여 무작위로 피부에 접촉한다. 대상자는 '뜨겁다', '차갑다' 그리고 '모르겠다'라고 대답한다.

④ 압각(pressure)

측정자의 손가락을 이용하여 대상자의 피부 표면에 압력을 가하여 평가한다. 대상자는 자극을 느끼는 즉시 '예', '아니요'라고 대답한다.

(2) 심부성 감각(deep sensation)

① 운동감각(kinesthesia)

대상자의 눈을 감게 한 상태에서 환측 팔 또는 다리의 움직임을 적용한다. 그런 다음 대상의 건측 팔을 똑같이 움직여 보라고 지시한다. 이때 똑같은 모양의 움직임이 나타난다면 운동감각이 정상이지만, 다른 움직임이 나타난다면 운동감각의 손상을 의심할 수 있다.

② 위치감각(position sensation)

관절의 위치를 감지하는 감각이다. 대상자의 눈을 감게 한 상태에서 관절의 위치감각을 평가하는데 환측의 관절 각도에서 정적자세를 유지한다. 이때 환측 관절을 구부려 놓거나 펴 놓고서 상태를 물어보면서 평가한다.

③ 진동감각(vibration)

진동감각은 저주파수(125~256Hz)를 지닌 음차를 이용하여 인지하는 능력을 평가하는 방법이다(표 5).

(3) 복합감각(combined sensation)

표재감각과 심부감각이 복합하여 겉질에서 인식하는 감각을 말한다.

① 2점 식별 감각(two-point discrimination test)

2점 식별 감각은 동시에 피부에 자극을 가하여 두 점을 인식할 수 있는 능력을 평가하는 것을 말한다.

② 서화지각(skin writing test)

손바닥에 글이나 숫자를 쓰고 대상자는 피부에 느껴지는 글이나 숫자를 말로 표현하는 감각이다.

③ 입체각, 입체인식(stereoesthesia 또는 stereognosis)

대상자의 친숙한 물건들을 이용하여 눈을 감은 상태에서 연필, 열쇠, 동전을 손으로 만져 봄으로써 맞추는 감각을 말한다.

표 5 감각 기록 평가양식

이름: ____________________ 날짜: ____________________

검사자: ____

등급의 열쇠

1. 정상: 정확한 반응
2. 감소: 지연된 반응
3. 과민: 민감도가 증가되거나 자극을 멈춘 후에도 인식
4. 부정확: 주어진 자극에 대한 잘못된 인식
5. 없음: 반응 없음
6. 불일치 또는 모호함: 감각 기능을 정확하게 평가하기가 불충분함

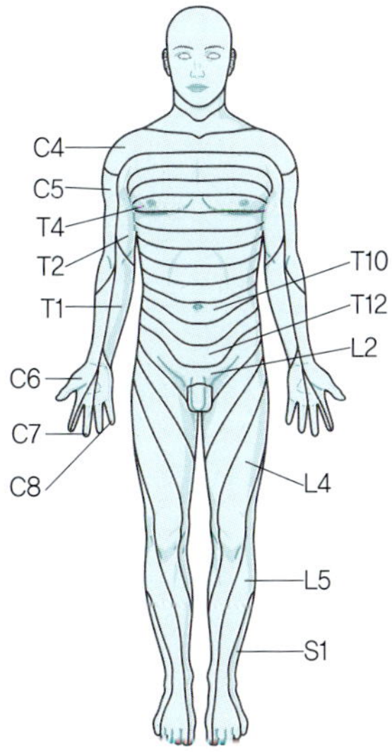

감각	팔		다리		몸통	
	오른쪽	왼쪽	오른쪽	왼쪽	오른쪽	왼쪽
얕은감각						
통각	____	____	____	____	____	____
온각	____	____	____	____	____	____
가벼운 촉각	____	____	____	____	____	____
압각	____	____	____	____	____	____
깊은감각(고유수용감각)						
운동감각	____	____	____	____	NA	NA
위치감각	____	____	____	____	NA	NA
진동감각	____	____	____	____	____	____
복합(피질)감각						
날카로움/무딤 구별	____	____	____	____	____	____
촉각의 위치측정	____	____	____	____	____	____
이점 식별감각	____	____	____	____	____	____
양쪽 동시자극	____	____	____	____	____	____
입체인지	____	____	____	____	____	____
압각	____		NA	NA	NA	NA
서화감각	____	____	NA	NA	NA	NA
질감인식	____	____	NA	NA	NA	NA

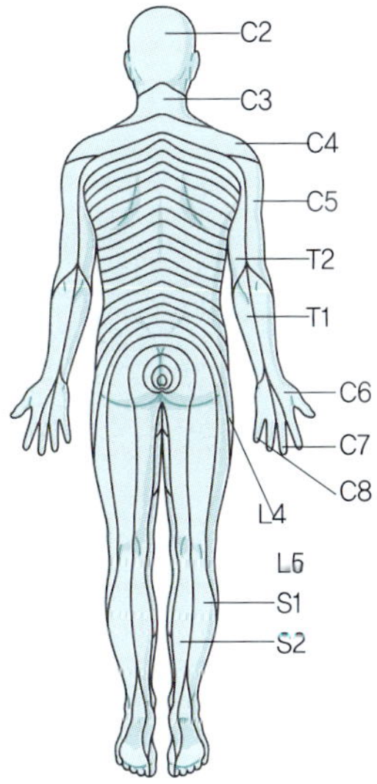

색깔	말초신경 포함:
표면 ____________________	____________________
상부 ____________________	____________________
연합 ____________________	____________________
외간:	

*사용지침: 감각손상의 유형, 정도, 위치의 기록을 제시하고, 손상의 정확한 경계를 도표로 요약한 피절 도표와 함께 사용한다. 피절 도표는 색으로 코드화할 수 있으며, 분리표시법은 표면의 평가를 강조할 수 있다.
출처: O'sullivan SB, Schmitz TJ, Physical rehabilitation, 5th ed, FA Davis, 2007

3) 운동평가척도(motor assessment scale, MAS)

Carr & Shepherd 등에 의해 1994년 개발되었으며 뇌손상 환자의 운동기능과 기능장애를 평가하는 도구이다. 평가항목은 자세변화, 앉기, 앉은 자세에서 일어나기, 위팔 기능, 손 움직임, 일반적인 긴장도를 포함하여 총 9가지이다. 운동기능 평가는 각 항목당 0~6점 척도이고 총 54점 만점이며 3회씩 평가하여 가장 좋은 점수를 기록한다(표 6).

표 6 운동평가척도

운동평가척도(MOTOR ASSESSMENT SCALE)

chart No. ______________

Name: ____________________ Age: ___________ Sex: ___________ Occup: ______________

Dx: __________________________________ Evl.: _____, _____, _____,

	자세	등급분류	점수	
1	바로누운자세에서 옆으로 돌아눕기 (Supine to side lying)	1) 손으로 당겨 옆으로 돌아눕는다.		
		2) 하반신을 능동적으로 사용하여 옆으로 돌아눕는다.		
		3) 마비측 팔을 잡고 하반신을 사용하여 능동적으로 옆으로 돌아눕는다.		
		4) 팔을 능동적으로 사용하여 옆으로 돌아눕는다.		
		5) 지나쳐서 옆으로 돌아눕는다.		
		6) 3초 안에 옆으로 돌아눕는다.		
2	바로누운자세에서 침대에 걸터앉기 (Supine to sitting over side of bed)	1) 옆으로 누워 머리를 들어 올리나 앉지 못한다.		
		2) 옆으로 누운 자세에서 침대에 걸터앉는다. (assisted with movement, Head control)		
		3) 옆으로 누운 자세에서 침대에 걸터앉는다.(with standby)		
		4) 옆으로 누운 자세에서 침대에 걸터앉는다.(without standby)		
		5) 바로 누운 자세에서 침대에 걸터앉는다.(without standby)		
		6) 바로 누운 자세에서 침대에 걸터앉는다.(within 10 seconds)		

	자세	등급분류	점수	
3	앉기 균형 (Balance sitting)	1) 도움 없이 앉는다.		
		2) 도움 없이 10초 동안 앉는다.		
		3) 체중지지가 잘 된 상태로 도움 없이 앉아 있는다.		
		4) 도움 없이 앉아 뒤를 돌아본다.		
		5) 도움 없이 앉아 바닥 앞쪽에 손을 짚은 후 일어선다.		
		6) 도움 없이 앉아 바닥 옆쪽에 손을 짚은 후 일어선다.		
4	앉은자세에서 일어나기 (Sitting to standing)	1) 치료사가 도와 일어난다.		
		2) 도움을 받고 일어선다.(standby help)		
		3) 일어선다.		
		4) 무릎과 엉덩관절을 폄하여 5초 이내에 일어선다.		
		5) standby help 없이 일어났다가 앉는다.		
		6) standby help 없이 10초 안에 3번 일어났다가 다시 앉는다.		
5	위팔 기능 (Upper arm function)	1) 누운 상태로 팔을 들어 올리며 팔 이음부를 앞으로 내민다.		
		2) 누운 상태로 팔을 들어 올려 2초간 유지한다.		
		3) 위의 자세로 팔꿈치를 구부려 손바닥을 이마에 댄 후 다시 편다.		
		4) 앉은 상태로 팔을 90° 전방 굴곡을 하여 2초간 유지한다.		
		5) 위의 자세를 10초간 유지한 후 내린다.		
		6) 벽에 팔을 짚고 몸을 벽 쪽으로 돌리는 동안 팔을 유지한다.		
6	손 움직임 (Hand movement)	1) 앉은 상태로 손목을 편다.		
		2) 앉은 상태로 손목을 radial deviation 시킨다.		
		3) 앉은 상태로 팔목을 pro/supination 시킨다.		
		4) 앉은 상태로 두 손을 사용하여 지름 14cm의 공을 들어 올린 후 다시 내려놓는다.		
		5) 컵을 들어 반대 측으로 옮긴다.		
		6) 10초 동안 14번 이상의 손가락 맞섬을 한다.		

	자세	등급분류	점수	
7	고도의 손 활동 (Advanced hand activity)	1) 펜 끝을 잡아 들어 올린 후 다시 내려놓는다.		
		2) 콩 등을 다른 컵으로 옮겨 놓는다.		
		3) 20초 동안 가로선까지 세로선을 10번 긋는다.		
		4) 펜을 잡아 이어진 점을 계속해서 빨리 찍는다.		
		5) 액체가 담긴 스푼을 입으로 가져간다.		
		6) 머리 뒤를 빗질한다.		
8	걷기 (Walking)	1) 마비 측 발 앞으로 비마비 측 발을 내딛는다.		
		2) 한 사람 지켜선 상태로 걷는다.		
		3) 15초 동안 보조도구 없이 5미터를 걷는다.		
		4) 보조도구나 도움 없이 혼자 3미터를 걷는다.		
		5) 10미터 앞을 걸어가 바닥에 있는 모래주머니를 들고 25초 안에 돌아온다.		
		6) 4개의 계단을 35초간 3번 오르내린다.		
9	일반적인 긴장도 (General tone)	1) 신체 부분을 움직일 때 저항이 없고 마비상태이다.		
		2) 신체부분을 움직일 때 약간의 반응이 느껴진다.		
		3) 때때로 마비, 정상 긴장, 과긴장 등 여러 가지 반응이다.		
		4) 정상반응이다.		
		5) 50% 과긴장이다.		
		6) 지속적으로 과긴장이다.		
		총점 /54		

4) 브룬스트롬 회복단계(brunnstrom recovery stage, BRS)

1970년 Brunnstrom이 개발되었으며 뇌손상 환자의 운동기능 회복단계를 평가도구이다. 일반적으로 팔, 손, 다리의 브룬스트롬 회복단계를 평가하며 회복 정도에 따라 1~6단계로 평가한다(표 7).

표 7 브룬스트룸 회복단계

단계	특징
1	이완단계(flaccidity stage)로 수의 운동이 관찰되지 않는다.
2	공동운동이 약간 출현한 상태이며 팔은 굽힘근, 다리는 폄근 협동동작이 먼저 나타난다. 강직(spastic)이 나타나기 시작한다.
3	협동동작을 수의적으로 할 수 있다. 강직(spastic)이 가장 심하게 나타난다.
4	협동동작 패턴이 무너지고 분리 운동이 부분적으로 가능하게 된다. 강직(spastic)은 감소하기 시작한다.
5	기본 협동동작으로부터 독립된 운동이 나타난다. 단계 4보다는 복잡한 동작의 조합이 가능하다. 강직(spastic)이 현저히 감소한다.
6	거의 정상에 가까운 협조운동이 가능하고 여러 동작은 정상 또는 정상에 가까운 움직임을 할 수 있다. 강직(spastic)이 소실하든지 거의 눈에 띄지 않는다.

5) Fugl-Meyer 평가(Fugl-Meyer assessment)

1980년 Fugl-Meyer가 개발하였으며 뇌손상 환자의 기능적 회복 정도를 평가한다. 대상자의 운동기능(팔, 손목, 손, 협응력/속도), 감각, 균형, 통증, 관절운동범위를 평가하는 방법이다. 0~3점 척도를 실시하며 팔운동기능 66점, 다리운동기능 34점, 균형검사 14점, 감각검사 24점, 관절운동범위 44점, 통증 44점으로 구성되어 있다. 3회 측정 후 가장 높은 점수를 기록한다.

표 8 한국판푸글메이어평가 K-FMA

팔 감각운동기능평가(K-FMA-UE)					
A. 팔(upper extremity): 앉은 자세					
I. 반사			무		유
굽힘근: 위팔두갈래근 및 손가락 굽힘근			0		2
폄근: 위팔세갈래근			0		2
		하위총점 I(최대 4점)			
II. 시너지 내에서 수의적 움직임(중력 도움 없이)			불가	부분	완전
굽힘근공동운동 마비측 손을 비마비측 무릎에서 마비측 귀로 가져감. 폄근시너지패턴(어깨 모음/안쪽돌림, 팔꿈치 폄, 아래팔 엎침)에서 굽힘근시너지패턴(어깨 벌림/가쪽돌림, 팔꿈치 굽힘, 아래팔 뒤침)으로 움직임	어깨	뒤당김	0	1	2
		올림	0	1	2
		벌림(90°)	0	1	2
		가쪽돌림	0	1	2
	팔꿈치	굽힘	0	1	2
	아래팔	뒤침	0	1	2
폄근공동운동 마비측 손을 마비측 귀에서 비마비측 무릎으로 가져감	어깨	모음/안쪽돌림	0	1	2
	팔꿈치	폄	0	1	2
	아래팔	엎침	0	1	2
		하위총점 II(최대 18점)			

III. 시너지가 결합된 움직임(대상 작용 없이)		없음	부분	완전
손 허리로 가져가기	수행불가능, 마비측 손이 ASIS앞 마비측 손이 ASIS 뒤(보상작용 없음) 마비측 손이 허리로(보상작용 없음)	0	1	2
어깨 굽힘 0~90° 팔꿈치 0° 엎침-뒤침 0°	즉각 벌림 또는 팔꿈치 굽힘 움직임 동안 어깨 벌림 또는 팔꿈치 굽힘 어깨 90° 굽힘, 팔꿈치는 0° 유지	0	1	2
엎침-뒤침 팔꿈치 90° 어깨 0°	엎침-뒤침 불가능, 시작자세 취하지 못함 움직임 동안 제한된 엎침-뒤침 자세를 유지하며 완전 엎침-뒤침	0	1	2
	하위총점 III(최대 6점)			
IV. 시너지가 거의 나타나지 않거나 수의적 움직임		**없음**	**부분**	**완전**
어깨 굽힘 0~90° 팔꿈치 0° 아래팔 엎침	즉각적인 뒤침 또는 팔꿈치 굽힘 움직임 동안 뒤침 또는 팔꿈치 굽힘 팔꿈치 폄과 아래팔 엎침 유지하며 벌림 90°	0	1	2
어깨 굽힘 90~180° 팔꿈치 0° 엎침-뒤침 0°	즉각적인 벌림 또는 팔꿈치 굽힘 움직임 동안 벌림 또는 팔꿈치 굽힘 팔꿈치 0° 유지하며 완전 굽힘	0	1	2
엎침-뒤침 팔꿈치 0° 어깨 굽힘 30~90°	엎침-뒤침 불가능, 시작자세 취하지 못함 팔꿈치 폄은 유지하지만 제한된 엎침-뒤침 팔꿈치 폄을 유지하면서 완전 엎침-뒤침	0	1	2
	하위총점 IV(최대 6점)			
V. 정상 반사(IV부에서 6점 만점을 얻은 경우만 평가)		**없음**	**부분**	**완전**
위팔두갈래근, 위팔세갈래근 손가락 굽힘	IV부에서 0점 또는 3회 중 2회에서 현저한 항진 1회의 현저한 항진 또는 2회의 항진 1회의 항진, 현저한 항진은 없음	0	1	2
	하위총점 V(최대 2점)			
	A 총점(최대 36점)			

ASIS: 앞위엉덩가시(anterior superior iliac spine)

B. 손목(wrist): 자세유지를 위해 팔꿈치를 잡아줌, 손목은 잡지 않음, 검사 전에 PROM을 체크함		없음	부분	완전
손목 폄 15° 팔꿈치 굽힘 90°, 아래팔 엎침 어깨 0°	능동적 폄 15° 미만 폄 15°, 저항은 주지 않음 저항에 대해 자세유지	0	1	2
폄/굽힘 반복 팔꿈치 굽힘 90°, 아래팔 엎침 어깨 0°, 손가락 약간 굽힘	수의적으로 수행 못함 제한된 능동 관절운동범위 부드럽게, 완전 능동 관절운동범위	0	1	2
손목 폄 15° 팔꿈치 0°, 아래팔 엎침 어깨 약간 굽힘/벌림	능동적 폄 15° 미만 폄 15°, 저항은 주지 않음 저항에 대해 자세유지	0	1	2

펴/굽힘 반복 팔꿈치 0˚, 아래팔 엎침 어깨 약간 굽힘/벌림	수의적으로 수행 못함 제한된 능동 관절운동범위 부드럽게, 완전 능동 관절운동범위	0	1	2
휘돌림(circumduction)	수의적으로 수행 못함 급속(jerky) 움직임 또는 불완전 휘돌림 부드럽게 완전 휘돌림	0	1	2
	B 총점(최대 10점)			
C. 손(hand): 팔꿈치 90˚ 굽힘 유지, 손목 지지 없음, 물건을 손에 쥐고 능동적으로 쥐게 함		없음	부분	완전
집단 굽힘(mass flexion) 완전 능동 또는 수동 폄에서 시작		0	1	2
집단 폄(mass extension) 완전 능동 또는 수동 굽힘에서 시작		0	1	2
쥐기(grasp)				
제2~5지 PIP 및 DIP 굽힘, MCP 폄	수행 못함 자세는 유지하지만, 약함 저항에 대해 자세 유지함	0	1	2
엄지 모음 엄지 CMC, MCP, IP 0˚ 엄지와 제2지 MCP 사이에 종이를 끼움	수행 못함 종이는 쥐지만 저항을 이기지 못함 저항에 대해 종이를 쥐고 있음	0	1	2
엄지 맞섬 엄지와 검지로 펜을 잡게 하고 위쪽으로 저항을 줌	수행 못함 펜은 쥐지만 저항을 이기지 못함 저항에 대해 펜을 쥐고 있음	0	1	2
원통 쥐기(cylinder grip) 엄지와 네 손가락으로 작은 캔을 쥐게 하고 위쪽으로 저항을 줌	수행 못함 캔은 쥐지만 저항을 이기지 못함 저항에 대해 캔을 쥐고 있음	0	1	2
구형 쥐기(spherical grip) 손가락 벌림/굽힘, 엄지와 네 손가락으로 테니스공 쥐기	수행 못함 공을 쥐지만 저항을 이기지 못함 저항에 대해 공을 쥐고 있음	0	1	2
	C 총점(최대 14점)			
D. 협응력/속도: 양팔로 1회 시도 후 눈을 가리고 검지 끝으로 무릎에서 코로 가져가기를 최대 빠르게 5회 실시		뚜렷함	약간	없음
떨림(tremor)		0	1	2
운동조절이상(dysmetria)	심함 또는 비조직적 약함 그리고 조직적 운동조절이상 없음	0	1	2
		>5초	2~5초	<1초
시간(time)	비마비측보다 5초 이상 느림 비마비측보다 2~5초 느림 마비측과 비마비측 차이가 1초 이하	0	1	2
	D 총점(최대 6점)			
	A~D 총점(최대 66점)			

PIP: 몸쪽손가락뼈사이관절(proximal interphalangeal joint), DIP: 먼쪽손가락뼈사이관절(distal interphalangeal joint, DIP joint), MCP: 손허리손가락관절(metacarpophalangeal joint), CMC: 손목손허리관절(carpometacarpal joint)

H. 감각(팔): 눈을 가리고 시행, 비마비측과 비교		감각 없음	감각저하	정상
가벼운 터치(light touch)	위팔, 아래팔 손바닥	0 0	1 1	2 2
		없음 3/4 미만 정확	3/4 정확 상당한 차이	100% 정확 거의 차이 없음
자세(position) 약간의 자세변경	어깨 팔꿈치 손목 엄지(IP-관절)	0 0 0 0	1 1 1 1	2 2 2 2
			H 총점(최대 12점)	

J. 수동관절동작: 팔				수동움직임 시 관절 통증: 팔		
앉은 자세, 비마비측과 비교	몇 도 정도인 약간의 감소 (어깨 10° 미만)	감소	정상	동작 끝에서 심한, 지속적 통증	약간 통증	통증 없음
어깨 굽힘(0~180°) 벌림(0~90°) 가쪽돌림 안쪽돌림	 0 0 0 0	 1 1 1 1	 2 2 2 2	 0 0 0 0	 1 1 1 1	 2 2 2 2
팔꿈치 굽힘 폄	 0 0	 1 1	 2 2	 0 0	 1 1	 2 2
아래팔 엎침 뒤침	 0 0	 1 1	 2 2	 0 0	 1 1	 2 2
손목 굽힘 폄	 0 0	 1 1	 2 2	 0 0	 1 1	 2 2
손가락 굽힘 폄	 0 0	 1 1	 2 2	 0 0	 1 1	 2 2
총점(최대 24점)				**총점**(최대 24점)		

A. 팔	/36
B. 손목	/10
C. 손	/14
D. 협응력/속도	/6
총점 A~D(운동기능)	**/66**

H. 감각	/12
J. 수동관절동작 수동움직임 시 관절 통증	/24

다리 감각운동기능평가(K-FMA-LE)

E. 다리(lower extremity): 바로 누운 자세

I. 반사	무	유
굽힘근: 무릎굽힘근	0	2
폄근: 무릎뼈, 아킬레스힘줄	0	2
하위총점 I(최대 4점)		

II. 시너지 내에서 수의적 움직임(바로 누운 자세)			불가	부분	완전
굽힘근공동운동: 최대 엉덩굽힘(벌림/가쪽돌림), 무릎 및 발목관절에서 최대 굽힘(힘줄 원위부를 촉진하여 능동 무릎굽힘을 확인함)	엉덩	굽힘	0	1	2
	무릎	굽힘	0	1	2
	발목	폄	0	1	2
폄근공동운동: 굽힘근공동운동 자세에서 엉덩 폄/모음, 무릎 폄 및 발목관절 굽힘, 저항을 주어 능동움직임을 확인하고, 움직임과 근력 모두 평가한다.	엉덩	폄	0	1	2
		모음	0	1	2
	무릎	폄	0	1	2
	발목	굽힘	0	1	2
		하위총점 II(최대 14점)			

III. 시너지가 결합된 움직임(앉은 자세, 의자/침대 끝에서 무릎 10cm 앞으로)		없음	부분	완전
무릎굽힘: 능동 혹은 수동으로 무릎 폄 상태에서	능동 움직임 없음	0		
	무릎굽힘 90° 이하, 무릎굽힘근 힘줄 촉진됨		1	
	무릎굽힘 90° 이상, 무릎굽힘근 힘줄 촉진됨			2
발목 폄: 비마비측과 비교	능동 움직임 없음	0		
	제한된 폄		1	
	완전 폄			2
	하위총점 III(최대 4점)			

IV. 시너지가 거의 나타나지 않거나 완전한 수의적 움직임(선 자세, 엉덩 0°)		없음	부분	완전
무릎 90° 굽힘: 엉덩 0°, 균형유지를 위해 잡아줘도 됨	능동 움직임 없음 / 엉덩굽힘이 바로 동반됨	0		
	무릎굽힘 90° 미만 또는 움직임 동안 엉덩굽힘		1	
	엉덩굽힘 없이 무릎굽힘 90°			2
발목 폄: 비마비측과 비교	능동움직임 없음	0		
	제한된 폄		1	
	완전 폄			2
	하위총점 IV(최대 4점)			

V. 정상 반사(바로 누운 자세, IV부에서 4점 만점을 얻은 경우만 평가, 비마비측과 비교)		없음	부분	완전
반사 무릎굽힘근 아킬레스힘줄, 무릎뼈	IV부에서 0점 또는 3회 중 2회에서 현저한 항진	0		
	1회의 현저한 항진 또는 2회의 항진		1	
	1회의 항진, 현저한 항진은 없음			2
	하위총점 V(최대 2점)			
	E 총점(최대 28점)			

F. 협응력/속도 (바로 누운 자세, 양쪽 다리로 1회 시도 후, 눈을 가리고 발뒤꿈치로 반대쪽 무릎뼈 위로 가져오기를 최대 빠르게 5회 실시)		뚜렷함	약간	없음
떨림(tremor)		0	1	2
운동조절이상(dysmetria)	심함 또는 비조직적 약함 그리고 조직적 운동조절이상 없음	0	1	2
		〉5초	2~5초	〈1초
시간(time)	비마비측보다 5초 이상 느림 비마비측보다 2~5초 느림 마비측과 비마비측 차이가 1초 이하	0	1	2
	F 총점(최대 6점)			
	E~F 총점(최대 34점)			

H. 감각(다리): 눈을 가리고 시행, 비마비측과 비교		감각 없음	감각저하	정상
가벼운 터치(light touch)	다리	0	1	2
	발	0	1	2
		없음 3/4 미만 정확	3/4 정확 상당한 차이	100% 정확 거의 차이 없음
자세(position) 약간의 자세변경	엉덩	0	1	2
	무릎	0	1	2
	발목	0	1	2
	엄지(IP 관절)	0	1	2
			H 총점(최대 12점)	

J. 수동관절동작: 다리					수동움직임 시 관절 통증: 다리		
앉은 자세, 비마비측과 비교		몇 도 정도인 약간의 감소 (어깨 10° 미만)	감소	정상	동작 끝에서 심한, 지속적 통증	약간 통증	통증 없음
엉덩	굽힘	0	1	2	0	1	2
	벌림	0	1	2	0	1	2
	가쪽돌림	0	1	2	0	1	2
	안쪽돌림	0	1	2	0	1	2
무릎	굽힘	0	1	2	0	1	2
	폄	0	1	2	0	1	2
발목	폄	0	1	2	0	1	2
	굽힘	0	1	2	0	1	2
발	안쪽돌림	0	1	2	0	1	2
	가쪽돌림	0	1	2	0	1	2
총점(최대 20점)					총점(최대 20점)		

E. 다리	/28
F. 협응력	/6
총점 E~F(운동기능)	/34

H. 감각	/12
J. 수동관절동작 관절통증	/20 /20

IP, interphalangeal

외상성 뇌손상 환자

1) 글라스고우 혼수 척도(glasgow coma scale, GCS)

1974년 스코틀랜드의 글라스고우 대학의 신경외과 교수 Graham Teasdale & Bryan J. Jennett이 개발하였으며 머리 손상 이후 급성기 환자의 의식수준을 평가하는 도구이다.

눈뜨기 반응, 운동반응, 언어반응을 통해 환자의 의식수준 또는 상태를 수치화하여 평가한다. 점수 척도는 3~8점 중증 의식상태, 9~12점 중도 의식상태, 13~15점 경도 의식상태를 의미한다(표 9).

표 9 글라스고우 혼수 척도

관찰반응	반응	점수
눈뜨기 반응 (eye opening)	스스로 눈을 뜸	4
	지시에 의해 눈을 뜸	3
	통증자극에 의해 눈을 뜸	2
	전혀 눈을 뜨지 못함	1
운동반응 (motor response)	운동지시에 따름	6
	동통에 국소적 반응을 보임	5
	자극에 움츠림	4
	이상 굽힘 반응이 나옴	3
	이상 폄 반응이 나옴	2
	무반응	1
언어반응 (verbal response)	지남력이 있음(적응: 오늘이 무슨 요일이죠?)	5
	대화 혼란	4
	부적절한 언어를 사용	3
	이해 불명의 소리	2
	무반응	1

2) 라파포트 장애등급 척도(Rappaport disability rating scale, DRS)

1982년 Rappaport가 개발하였으며 외상성 뇌손상 환자의 기능적인 회복단계를 평가하는 도구이다. 총 30등급으로 기술하며 29점 사망, 0점은 장애가 없는 것을 의미한다(표 10).

표 10 라파포트 장애등급 척도(Rappaport disability rating scale, DRS)

범주	항목	내용	점수
각성, 인식반응	눈뜨기 의사소통 운동반응	0=자발적, 1=말에 의해, 2=통증에 의해, 3=없음 0=올바름, 1=혼란스러움, 2=부적절함, 3=이해할 수 없음, 4=못함 0=반응, 1=한정된 반응, 2=철회, 3=굽힘, 4=뻗힘 5=없음	0~12
자조활동, 인지능력	먹기 화장실가기 몸치장하기	0=온전함, 1=부분적, 2=최소한, 3=못함 0=온전함, 1=부분적, 2=최소한, 3=못함 0=온전함, 1=부분적, 2=최소한, 3=못함	0~9
타인에 대한 의존	기능수준	0=완전히 독립적, 1=특정 환경에서만 독립적, 2=가벼운 의존, 3=중도 의존, 4=중증 의존, 5=완전한 의존	0~5
정신사회적 적응성	취업 가능성	0=제한 없음, 1=특정 직업, 2=안전한 작업장, 3=취업 못함	0~3
총 장애 점수			0~29

3) 란초 로스 아미고스 인지기능 척도(Rancho los amigos level of cognition functioning scale, LCFS)

외상성 뇌손상 환자를 대상으로 예측 가능한 인지와 관련된 회복 정도를 평가하는 도구이다. 인지기능수준은 크게 세 가지로 분류할 수 있다. 낮은 수준 단계, 중간 수준 단계, 높은 수준 단계로 구분한다(표 11).

표 11 란초 로스 아미고스 인지기능 척도(Rancho los amigos level of cognitive functioning scale, LCFS)

구분	분류기준	반응
낮은 수준 단계	Ⅰ. 무반응 (no response)	어떤 자극에도 반응이 없음
	Ⅱ. 일반적 반응 (generalized response)	자극에 대한 지속적이지 못하고 목적 없는 반응
	Ⅲ. 국소적 반응 (localized response)	자극에 대한 구체적이지만 지속적이지 못한 반응

구분	분류기준	반응
중간 수준 단계	Ⅳ. 혼란성-초조성 (confused-agitated)	심각하게 흥분되고 고조된 반응, 공격적일 수 있음
	Ⅴ. 혼란성-부적합 (confused-inappropriate)	간단한 지시에 반응을 보이지만 복잡한 지시에는 혼돈된 양상
	Ⅵ. 혼란성-타당함 (confused-appropriate)	보다 목표 지향적인 반응이 나타나지만 지시 필요
높은 수준 단계	Ⅶ. 자동-타당함 (automatic-appropriate)	일상과제를 자동적으로 완수하지만 로봇같이 반응하며 판단 및 문제해결력 부족
	Ⅷ. 명확한 목적-타당함 (purposeful-appropriate)	일상과제를 적절히 수행하지만 타인의 요구와 관점을 알아차리거나 계획을 수립하는 데 있어서 도움을 필요로 하는 미세한 장애
	Ⅸ. 명확한 목적-타당함 (purposeful-appropriate, stand-by assistance on request)	일상과제를 효율적으로 수행하나 문제를 예견하고 수행을 완성하는 데 있어서 전반적인 암시 필요
	Ⅹ. 명확한 목적-타당함 (purposeful-appropriate, modified independent)	다양한 과제들에 적절히 반응하나 시간의 지연이 보이고 일시적인 차단이 필요, 인지적 보상전략과 필요에 따라 과제를 조정

척수손상 환자의 기능평가

1) 운동 및 감각 검사(motor and sensory test)는 미국척수손상학회에서 개발된 ASIA 장애척도(american spinal injury association impairment scale, ASIA)를 사용하여 운동과 감각을 평가한다. ASIA 손상척도는 5단계로 구별하고 완전손상과 불완전손상으로 나뉘며, 감각기능과 운동기능 여부에 따라서 평가한다. 불완전 척수손상 증후군은 중심척수 증후군, 브라운시쿼드 증후군, 전 척수 증후군, 후 척수 증후군, 마비증후군 등이 있다(표 12).

표 12 ASIA 장애척도

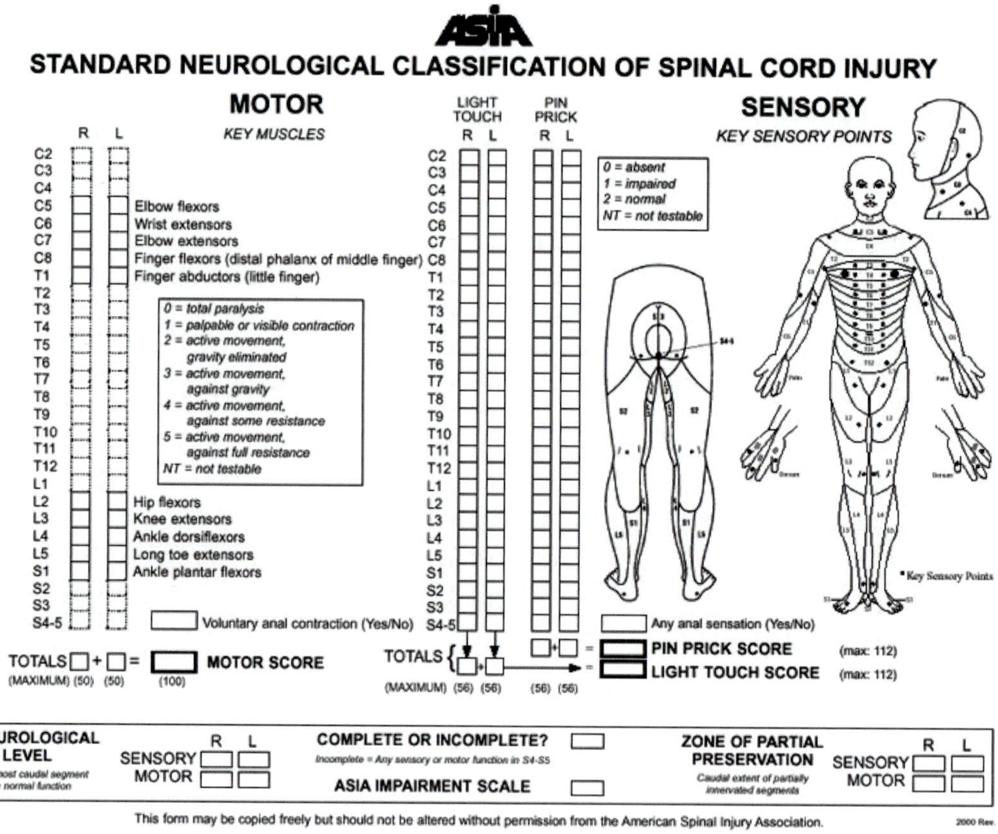

ASIA 손상척도
□ A = 완전손상: S4-S5번 분절을 포함한 운동, 감각기능이 전혀 없는 경우
□ B = 불완전손상: S4-S5번 분절을 포함한 신경학적 손상 부위 이하에 감각은 있지만 운동기능이 없는 경우
□ C = 불완전손상: 신경학적 손상 부위 이하로 운동기능이 남아 있으나, 신경학적 레벨 아래의 중요한 근육(key muscle)의 1/2 이상에서 근력이 3등급 이하인 경우
□ D = 불완전손상: 신경학적 손상 부위 이하로 운동기능은 남아 있고, 신경학적 레벨 아래의 중요한 근육(key muscle)의 1/2에서 근력이 3등급이거나 이상인 경우
□ E = 정상: 감각기능과 운동기능이 정상적인 경우
임상증상
□ 중심척수 증후군(central cord)
□ Brown-Sequard 증후군
□ 전 척수 증후군
□ 후 척수 증후군
□ 마미증후군

2) 척수손상 환자 독립성 지수(spinal cord independence measure: SCIM)

자조관리, 호흡과 괄약근 조절, 이동성 등을 척수손상 환자의 기능적인 움직임을 통해 손상레벨이 나타나는 차이를 평가하는 도구이다.

Spinal Cord Independence Measure Ⅲ
SCIM Ⅲ (Spinal Cord Independence Measure Ⅲ)

자조관리(self-care)

1) 식사하기(자르기, 뚜껑 열기, 따르기, 음식을 입에 가져오기, 물이 든 컵을 쥐기)

0. 비경구, 위절제술을 필요로 하거나, 입으로 음식을 먹는데 전체적인 도움이 필요하다.
1. 보조기구를 이용하여 음식을 먹거나, 물을 마시지만 약간의 도움이 필요하다.
2. 독립적으로 먹는다: 적당한 보조기구를 사용하거나, 음식을 자르고 따르고 뚜껑을 열 때만 도움을 필요로 한다.
3. 먹고 마시는 것 모두 독립적: 보조기구나 도움을 필요로 하지 않는다.

2) 목욕(비누칠, 세수, 머리와 몸 말리기, 샤워기 조작)

A. 팔

0. 전반적인 도움을 필요로 한다.

1. 약간의 도움을 필요로 한다.

2. 보조기구나 특정한 세팅(예: Bar, Chair)을 주면 독립적으로 가능하다.

3. 독립적으로 수행: 적당한 보조기구나 특정한 세팅을 필요로 하지 않는다.

B. 다리

0. 전반적인 도움을 필요로 한다.

1. 약간의 도움을 필요로 한다.

2. 독립적으로 수행하지만 적당한 보조기구나 특정한 세팅을 필요로 한다.

3. 독립적으로 수행: 적당한 보조기구나 특정한 세팅을 필요로 하지 않는다.

3) 옷 입고 벗기(옷, 신발, 보조기: 준비, 입기, 벗기)

A. 상의

0. 전반적인 도움을 필요로 한다.

1. 버튼, 지퍼, 끈이 없는 옷을 입는데 약간의 도움을 필요로 한다.

2. 버튼, 지퍼, 끈이 없는 옷을 독립적으로 입는다: 적당한 보조기구나 특정한 세팅을 필요로 한다.

3. 버튼, 지퍼, 끈이 없는 옷을 독립적으로 입는다: 적당한 보조기구나 특정한 세팅을 필요로 하지 않는다: 오로지 버튼, 지퍼, 끈이 없는 옷을 적당한 보조기구나 특정한 세팅을 하는데 약간의 도움을 필요로 한다.

4. 어떤 옷이든 독립적으로 수행: 적당한 보조기구나 특정한 세팅을 필요로 하지 않는다.

B. 하의

0. 전반적인 도움을 필요로 한다.

1. 버튼, 지퍼, 끈이 없는 옷을 입는데 약간의 도움을 필요로 한다.

2. 버튼, 지퍼, 끈이 없는 옷을 독립적으로 입는다: 적당한 보조기구나 특정한 세팅을 필요로 한다.

3. 버튼, 지퍼, 끈이 없는 옷을 독립적으로 입는다: 적당한 보조기구나 특정한 세팅을 필요로 하지 않는다: 오로지 버튼, 지퍼, 끈이 없는 옷을 적당한 보조기구나 특정한 세팅을 하는데 약간의 도움을 필요로 한다.

4. 어떤 옷이든 독립적으로 수행: 적당한 보조기구나 특정한 세팅을 필요로 하지 않는다.

4) 몸 단장 하기(얼굴과 손닦기, 양치질, 머리손질, 면도, 화장하기)

0. 전반적인 도움을 필요로 한다.

1. 약간의 도움을 필요로 한다.

2. 보조도구를 이용하여 독립적으로 수행 가능하다.

3. 보조도구 이용 없이도 독립적으로 수행 가능하다.

호흡과 괄약근 조절 - 숫자 확인

5) 호흡

0. tracheal tube(TT)를 필요로 하고 영구적이거나 간헐적으로 ventilation이 필요
2. tracheal tube로 호흡: 산소 필요, 기침할 때나 tracheal tube 관리할 때 많은 양의 assist 필요
4. tracheal tube로 호흡: 기침할 때나 tracheal tube(TT) 관리할 때 약간의 도움 필요
6. tracheal tube 없이도 호흡: 산소 필요, 기침할 때 많은 도움 필요, 마스크(예: peep)나 간헐적으로 ventilation(bipap) 사용
8. tracheal tube 없이도 호흡: 약간의 도움이 필요하거나 기침할 때 자극이 필요함
10. 도움이나 보조도구 없이 독립적인 호흡 가능

6) 괄약근 조절 - 소변

0. 도뇨관 삽입
3. 잔뇨량이 100cc 이상: 불규칙적으로 도뇨관 사용하거나 간헐적으로 사용
6. 잔뇨량 100cc 이하이거나 간헐적인 자가 도뇨: 외부적인 배뇨기구 사용 시 도움 필요
9. 간헐적 자가 도뇨: 외부적 배뇨기구 사용; 기구 제공하는데 도움 필요하지 않음
11. 간헐적 자가 도뇨: 도뇨관 사용 중간중간에 참을 수 있음; 외부적인 배뇨기구 필요하지 않음
13. 잔뇨량 100cc 이하: 외부적인 배뇨기구만 필요: 배뇨를 위한 도움 필요하지 않음
15. 잔뇨량 100cc 이하: 참을 수 있음: 외부적인 배뇨기구 필요하지 않음

7) 괄약근 조절 - 대변

0. 불규칙적이거나 아주 낮은 빈도의 장운동 나타남(하루 3번 이하)
5. 규칙적이지만 도움이 필요(예: 좌약 제공 시): 실수가 거의 없음(한 달에 두 번 이하)
8. 규칙적인 장운동: 도움 필요 없음: 실수가 거의 없음(한 달에 두 번 이하)
10. 규칙적인 장운동: 도움도 필요 없고 실수도 없음

8) 화장실 이용(회음부 위생, 옷 입고 벗기, 화장지나 기저귀 사용)

0. 전체적인 도움 필요
1. 부분적인 도움 필요: 혼자서 깨끗이 처리하지는 못함
2. 부분적인 도움 필요: 혼자서 깨끗이 처리할 수 있음
4. 화장실에서의 모든 과제를 독립적으로 수행할 수 있지만 보조도구나 특별한 환경 개조(bar) 필요함
5. 독립적임: 보조도구나 특별한 환경 개조 필요 없음

이동성(침상과 화장실)

9) 침상에서의 이동(mobility)과 욕창방지를 위한 동작

0. 모든 활동에 도움 필요: 침상에서 상체 돌리기, 침상에서 하체 돌리기, 침상에서 일어나 앉기, 휠체어에서 push-up 하기, 보조도구를 사용하여도 되나 전동 보조도구는 사용하지 않음
2. 도움 없이 위의 활동 중 한 가지 수행
4. 도움 없이 위의 활동 중 2 또는 3가지 수행
6. 독립적으로 모든 침상에서의 이동과 욕창방지를 위한 활동 수행

10) 이동성: 침대-휠체어(휠체어를 잠그고, 발판을 올리고, 팔걸이를 제거하거나 조정하고, 옮겨 앉고, 발을 올리기)

0. 전체적인 도움 필요
1. 부분적인 도움 또는 감독 또는 보조도구(예: 미끄럼판) 필요
2. 독립적 수행(또는 휠체어 필요 없음)

11) 이동성: 휠체어-화장실-욕조(toilet wheelchair를 사용하는 경우: 옮겨 가고 오기, 전형적인 휠체어를 사용하는 경우: 휠체어를 잠그고 발판을 올리고, 팔걸이를 제거하거나 조정하고, 옮겨 앉고, 발을 올림)

0. 전체적인 도움 필요
1. 부분적인 도움 또는 감독 또는 보조도구(예: 손잡이) 필요
2. 독립적 수행(또는 휠체어 필요 없음)

이동성(실내와 실외)

12) 실내 이동

0. 전체적인 도움 필요
1. 전동휠체어가 필요하거나 수동휠체어를 조작하는데 부분적인 도움 필요
2. 수동휠체어로 독립적으로 이동
3. 걷는 동안 감독 필요(보조도구는 사용해도 됨)
4. walking frame이나 crutch(swing)를 사용하여 걸음
5. crutch 또는 두 개의 cane(reciprocal walking)을 사용하여 걸음
6. 한 개의 cane으로 걸음
7. 다리 보조기만 필요함
8. 보행용 보조도구 없이 걸음

13) 중등도 거리(10~100미터) 이동

0. 전체적인 도움 필요
1. 전동휠체어가 필요하거나 수동휠체어를 조작하는 데 부분적인 도움 필요

2. 수동휠체어로 독립적으로 이동

3. 걷는 동안 감독 필요(보조도구는 사용해도 됨)

4. walking frame이나 목발(swing)을 사용하여 걸음

5. 목발 또는 두 개의 지팡이(reciprocal walking)를 사용하여 걸음

6. 한 개의 cane으로 걸음

7. 다리 보조기만 필요함

8. 보행용 보조도구 없이 걸음

14) 실외 이동(Mobility Outdoors) (100m)

0. 전체의 도움 필요(total assist)

1. 전동 W/C 또는 부분적인 수동 W/C 사용

2. 수동 W/C를 독립적으로 사용

3. 걷는 동안 감독이 필요(devices)

4. 걷는 동안 워커 혹은 목발을 사용(swing)

5. 걷는 동안 목발 혹은 2개의 지팡이 사용(reciprocal walking)

6. 걷는 동안 1개의 지팡이 사용

7. 다리 보조기만 사용

8. 도움 없이 걸음

15) 계단 이용(Stair Management)

0. 계단을 올라가거나 내려갈 수 없음

1. 계단을 올라가거나 내려갈 때 최소 3걸음을 지지나 감독이 필요

2. 계단을 올라가거나 내려갈 때 최소 3걸음을 난간 또는 목발, 지팡이 지지하면서 가능

3. 계단을 올라가거나 내려갈 때 최소 3걸음을 지지나 감독 없이 가능

16) 이동성(Transfers): wheelchair-car(차까지의 접근, W/C 잠그기, 발걸이/팔걸이 제거, 차로 이동, W/C를 차 안쪽과 밖으로 옮기기)

0. 전체의 도움 필요(total assist)

1. 부분적인 도움 또는 감독, 장비가 필요

2. 독립적으로 이동: 장비 사용 안 함(혹은 W/C를 사용 안 함)

17) 이동성(Transfers): ground-wheelchair

0. 도움 필요

1. 독립적으로 이동하거나 장비 사용 안 함(혹은 W/C를 사용 안 함)

임상실습일지 작성요령

1) 임상실습일 기록 방법

① 임상실습생은 물리치료 윤리강령을 생각하면서 실습일지 계획에 맞춰 매일 작성한다. 실습 중 실습 내용을 정리하여 매일 실습일지를 작성한다. 실습이 끝나면 실습지를 담당 실습 선생님 또는 실장님에게 확인을 받은 후 물리치료학과 학과장 또는 지도교수에게 확인을 받는다.

② 일일임상실습일지는 실습을 하는 동안 환자의 질환, 증상, 평가, 중재 등을 기록하고, 담당 물리치료사 선생님으로부터 교육받은 실습내용, 치료실에서 수행하고 있는 실습일지 일과를 기록한다.

③ 임상실습일지는 금일 실습목표, 실습계획, 실습내용, 학습활동, 특이사항 및 소감 순으로 자세히 기술한다.

(1) 금일 실습목표

① 실습생이 실습한 부서에서 특이한 질환, 평소 궁금했던 환자, 그리고 대표적인 환자 케이스를 선별하여 환자의 평가, 중재 및 관찰(observation)에 대한 금일 실습목표를 설정한다.

ex

- 허리 추간판 탈출증 환자의 평가, 중재 등에 대한 자세한 관찰(observation)
- 뇌졸중 환자의 보행분석에 대한 관찰(observation)
- 뇌성마비 환자의 평가, 중재 등에 대한 자세한 관찰(observation)

(2) 실습계획

① 실습실에서 환자의 관찰할 시간을 기록한다.

② 금일 실습목표에 따른 실습계획, 환자의 치료과정, 치료계획, 시행할 중요한 계획을 기술한다.

(3) 실습내용

① 하루 동안 실습했던 일과를 기술한다.

② 실습 준비사항, 실습내용, 실습 마무리 과정에 대해서 기술한다.

③ 중재방법에 대해서 간략하게 기술한다.

④ 실습교육과 관련된 내용을 간략하게 기술한다.

(4) 학습활동

① 실습목표에 관련된 질환에 대해서 자세히 기술한다. 예를 들어 뇌졸중 환자의 원인, 분류, 평가, 중재방법에 대해 학습한 내용을 기술한다.

② 담당 물리치료 선생님께서 실습을 교육한 내용을 기술한다.

③ 실습 동안 궁금한 점이 있거나 이해가 잘 가지 않는 부분에 대해서는 책을 참고하거나 담당 물리치료선생님에게 질의 등을 통해 학습한 내용들을 기술한다.

(5) 특이사항 및 소감

① 담당 물리치료사의 지시사항에 대해서 기술한다.
② 실습 기간 동안 특이한 상황을 기술한다.
③ 실습을 통해 배운 점이나 느낀 점을 기술한다.
④ 기타 특이사항을 기술한다.

임상실습일지 예시

일시	20 년 월 일(요일)
실습목표	• 뇌졸중 환자의 계획, 평가, 중재 방법에 대해 알아보기
실습계획	• 뇌졸중 환자 관찰하기 • 뇌졸중 환자 자세분석하기 • 담당 물리치료사 선생님 동의를 받아 근긴장도 평가하기 • 뇌졸중 환자의 치료과정 이해하고 학습하기
실습내용	• 금일부터 1주일간 성인운동치료실에서 실습 실시 • 치료시간 전에 실습담당 선생님과 미팅 후 오늘 실습계획에 대해 지침 받음 • 담당 물리치료사 선생님의 뇌졸중 환자의 평가과정 관찰 • 담당 물리치료사 선생님의 중재방법 관찰 • 뇌졸중 환자 Q-cane을 이용하여 gait를 유도함 • 뇌졸중 환자의 task-oriented approach를 통하여 치료과정을 보조함 • 실습시간 종류 후 담당 물리치료사 선생님과 실습생 전원이 모여 conference를 실시함. 발표자 돌아가면서 학생들이 발표함
학습활동	• 뇌졸중 환자의 원인에 대해 학습함 • 뇌졸중 환자의 분류법에 대해 학습함 • 뇌졸중 환자의 평가방법에 대해 학습함 • 뇌졸중 환자의 중재방법에 대해 학습함 • NDT의 원리와 치료방법에 대해 학습함 • BOBATH의 원리와 치료방법에 대해 학습함 • PNF의 원리와 치료방법에 대해 학습함
특이사항 및 소감	• 담당치료사 지시사항: 내일 뇌졸중 환자의 보행분석에 대해 조사 후 발표 • 뇌졸중 환자의 근긴장도를 직접 경험해 보니 뇌졸중 환자를 이해하는데 많은 도움이 됨 • 뇌졸중 환자를 치료하면서 치료 보조를 통하여 담당 선생님에게 칭찬을 받음 • 졸업 후 나도 선생님처럼 PNF, BOBATH, NDT를 이수할 예정임 • 담당 물리치료사 선생님들이 뇌졸중 환자의 치료를 잘 하신다고 생각 들어 졸업 후 선생님처럼 성인 물리치료사가 되어야겠다고 다짐함

임상실습일지

일시	20 년 월 일(요일)
실습목표	
실습계획	
실습내용	
학습활동	
특이사항 및 소감	

임상실습일지

일시	20 년 월 일(요일)
실습목표	
실습계획	
실습내용	
학습활동	
특이사항 및 소감	

임상실습일지

일시	20　　년　　월　　일(　　요일)
실습목표	
실습계획	
실습내용	
학습활동	
특이사항 및 소감	

임상실습일지

일시	20 년 월 일(요일)
실습목표	
실습계획	
실습내용	
학습활동	
특이사항 및 소감	

임상실습일지

일시	20 년 월 일(요일)
실습목표	
실습계획	
실습내용	
학습활동	
특이사항 및 소감	

임상실습일지

일시	20 년 월 일(요일)
실습목표	
실습계획	
실습내용	
학습활동	
특이사항 및 소감	

임상실습일지

일시	20 년 월 일(요일)
실습목표	
실습계획	
실습내용	
학습활동	
특이사항 및 소감	

임상실습일지

일시	20 년 월 일(요일)
실습목표	
실습계획	
실습내용	
학습활동	
특이사항 및 소감	

임상실습일지

일시	20　　년　　월　　일(　　요일)
실습목표	
실습계획	
실습내용	
학습활동	
특이사항 및 소감	

임상실습일지

일시	20 년 월 일(요일)
실습목표	
실습계획	
실습내용	
학습활동	
특이사항 및 소감	

임상실습일지

일시	20 년 월 일(요일)
실습목표	
실습계획	
실습내용	
학습활동	
특이사항 및 소감	

임상실습일지

일시	20 년 월 일(요일)
실습목표	
실습계획	
실습내용	
학습활동	
특이사항 및 소감	

임상실습일지

일시	20　　　년　　　월　　　일(　　　요일)
실습목표	
실습계획	
실습내용	
학습활동	
특이사항 및 소감	

임상실습일지

일시	20 년 월 일(요일)
실습목표	
실습계획	
실습내용	
학습활동	
특이사항 및 소감	

임상실습일지

일시	20　　년　　월　　일(　　요일)
실습목표	
실습계획	
실습내용	
학습활동	
특이사항 및 소감	

임상실습일지

일시	20 년 월 일(요일)
실습목표	
실습계획	
실습내용	
학습활동	
특이사항 및 소감	

임상실습일지

일시	20　　　년　　　월　　　일(　　　요일)
실습목표	
실습계획	
실습내용	
학습활동	
특이사항 및 소감	

임상실습일지

일시	20　　년　　월　　일(　　요일)
실습목표	
실습계획	
실습내용	
학습활동	
특이사항 및 소감	

임상실습일지

일시	20　　년　　월　　일(　　요일)
실습목표	
실습계획	
실습내용	
학습활동	
특이사항 및 소감	

임상실습일지

일시	20 년 월 일(요일)
실습목표	
실습계획	
실습내용	
학습활동	
특이사항 및 소감	

임상실습일지

일시	20　　년　　월　　일(　　요일)
실습목표	
실습계획	
실습내용	
학습활동	
특이사항 및 소감	

임상실습일지

일시	20 년 월 일(요일)
실습목표	
실습계획	
실습내용	
학습활동	
특이사항 및 소감	

임상실습일지

일시	20　　　년　　　월　　　일(　　　요일)
실습목표	
실습계획	
실습내용	
학습활동	
특이사항 및 소감	

임상실습일지

일시	20　　　년　　　월　　　일(　　　요일)
실습목표	
실습계획	
실습내용	
학습활동	
특이사항 및 소감	

임상실습일지

일시	20　　년　　월　　일(　　요일)
실습목표	
실습계획	
실습내용	
학습활동	
특이사항 및 소감	

임상실습일지

일시	20　　년　　월　　일(　　요일)
실습목표	
실습계획	
실습내용	
학습활동	
특이사항 및 소감	

임상실습일지

일시	20　　년　　월　　일(　　요일)
실습목표	
실습계획	
실습내용	
학습활동	
특이사항 및 소감	

임상실습일지

일시	20　　　년　　　월　　　일(　　　요일)
실습목표	
실습계획	
실습내용	
학습활동	
특이사항 및 소감	

임상실습일지

일시	20 년 월 일(요일)
실습목표	
실습계획	
실습내용	
학습활동	
특이사항 및 소감	

임상실습일지

일시	20　　　년　　　월　　　일(　　　요일)
실습목표	
실습계획	
실습내용	
학습활동	
특이사항 및 소감	

임상실습일지

일시	20 년 월 일(요일)
실습목표	
실습계획	
실습내용	
학습활동	
특이사항 및 소감	

임상실습일지

일시	20　　년　　월　　일(　　요일)
실습목표	
실습계획	
실습내용	
학습활동	
특이사항 및 소감	

임상실습일지

일시	20 년 월 일(요일)
실습목표	
실습계획	
실습내용	
학습활동	
특이사항 및 소감	

임상실습일지

일시	20 년 월 일(요일)
실습목표	
실습계획	
실습내용	
학습활동	
특이사항 및 소감	

임상실습일지

일시	20 년 월 일(요일)
실습목표	
실습계획	
실습내용	
학습활동	
특이사항 및 소감	

일시	20　　년　　월　　일(　　요일)
실습목표	
실습계획	
실습내용	
학습활동	
특이사항 및 소감	

임상실습일지

일시	20 년 월 일(요일)
실습목표	
실습계획	
실습내용	
학습활동	
특이사항 및 소감	

임상실습일지

일시	20　　년　　월　　일(　　요일)
실습목표	
실습계획	
실습내용	
학습활동	
특이사항 및 소감	

임상실습일지

일시	20　　년　　월　　일(　　요일)
실습목표	
실습계획	
실습내용	
학습활동	
특이사항 및 소감	

임상실습일지

일시	20 년 월 일(요일)
실습목표	
실습계획	
실습내용	
학습활동	
특이사항 및 소감	

임상실습일지

일시	20　　　년　　　월　　　일(　　　요일)
실습목표	
실습계획	
실습내용	
학습활동	
특이사항 및 소감	

임상실습일지

일시	20　　　년　　　월　　　일(　　　요일)
실습목표	
실습계획	
실습내용	
학습활동	
특이사항 및 소감	

임상실습일지

일시	20 년 월 일(요일)
실습목표	
실습계획	
실습내용	
학습활동	
특이사항 및 소감	

임상실습일지

일시	20 년 월 일(요일)
실습목표	
실습계획	
실습내용	
학습활동	
특이사항 및 소감	

임상실습일지

일시	20 년 월 일(요일)
실습목표	
실습계획	
실습내용	
학습활동	
특이사항 및 소감	

임상실습일지

일시	20 년 월 일(요일)
실습목표	
실습계획	
실습내용	
학습활동	
특이사항 및 소감	

임상실습일지

일시	20 년 월 일(요일)
실습목표	
실습계획	
실습내용	
학습활동	
특이사항 및 소감	

임상실습일지

일시	20 년 월 일(요일)
실습목표	
실습계획	
실습내용	
학습활동	
특이사항 및 소감	

임상실습일지

일시	20 년 월 일(요일)
실습목표	
실습계획	
실습내용	
학습활동	
특이사항 및 소감	

임상실습일지

일시	20 년 월 일(요일)
실습목표	
실습계획	
실습내용	
학습활동	
특이사항 및 소감	

임상실습일지

일시	20 년 월 일(요일)
실습목표	
실습계획	
실습내용	
학습활동	
특이사항 및 소감	

임상실습일지

일시	20 년 월 일(요일)
실습목표	
실습계획	
실습내용	
학습활동	
특이사항 및 소감	

임상실습일지

일시	20　　년　　월　　일(　　요일)
실습목표	
실습계획	
실습내용	
학습활동	
특이사항 및 소감	

임상실습일지

일시	20　　　년　　　월　　　일(　　　요일)
실습목표	
실습계획	
실습내용	
학습활동	
특이사항 및 소감	

임상실습일지

일시	20 년 월 일(요일)
실습목표	
실습계획	
실습내용	
학습활동	
특이사항 및 소감	

임상실습일지

일시	20 년 월 일(요일)
실습목표	
실습계획	
실습내용	
학습활동	
특이사항 및 소감	

임상실습일지

일시	20 년 월 일(요일)
실습목표	
실습계획	
실습내용	
학습활동	
특이사항 및 소감	

임상실습일지

일시	20 년 월 일(요일)
실습목표	
실습계획	
실습내용	
학습활동	
특이사항 및 소감	

임상실습일지

일시	20 년 월 일(요일)
실습목표	
실습계획	
실습내용	
학습활동	
특이사항 및 소감	

임상실습일지

일시	20 년 월 일(요일)
실습목표	
실습계획	
실습내용	
학습활동	
특이사항 및 소감	

임상실습일지

일시	20 년 월 일(요일)
실습목표	
실습계획	
실습내용	
학습활동	
특이사항 및 소감	

임상실습일지

일시	20 년 월 일(요일)
실습목표	
실습계획	
실습내용	
학습활동	
특이사항 및 소감	

임상실습일지

일시	20 년 월 일(요일)
실습목표	
실습계획	
실습내용	
학습활동	
특이사항 및 소감	

임상실습일지

일시	20　　　년　　　월　　　일(　　　요일)
실습목표	
실습계획	
실습내용	
학습활동	
특이사항 및 소감	

임상실습일지

일시	20 년 월 일(요일)
실습목표	
실습계획	
실습내용	
학습활동	
특이사항 및 소감	

임상실습일지

일시	20 년 월 일(요일)
실습목표	
실습계획	
실습내용	
학습활동	
특이사항 및 소감	

임상실습일지

일시	20 년 월 일(요일)
실습목표	
실습계획	
실습내용	
학습활동	
특이사항 및 소감	

임상실습일지

일시	20 년 월 일(요일)
실습목표	
실습계획	
실습내용	
학습활동	
특이사항 및 소감	

임상실습일지

일시	20 년 월 일(요일)
실습목표	
실습계획	
실습내용	
학습활동	
특이사항 및 소감	

임상실습일지

일시	20 년 월 일(요일)
실습목표	
실습계획	
실습내용	
학습활동	
특이사항 및 소감	

임상실습일지

일시	20 년 월 일(요일)
실습목표	
실습계획	
실습내용	
학습활동	
특이사항 및 소감	

임상실습일지

일시	20 년 월 일(요일)
실습목표	
실습계획	
실습내용	
학습활동	
특이사항 및 소감	

임상실습일지

일시	20 년 월 일(요일)
실습목표	
실습계획	
실습내용	
학습활동	
특이사항 및 소감	

임상실습일지

일시	20　　년　　월　　일(　　요일)
실습목표	
실습계획	
실습내용	
학습활동	
특이사항 및 소감	

임상실습일지

일시	20 년 월 일(요일)
실습목표	
실습계획	
실습내용	
학습활동	
특이사항 및 소감	

일시	20 년 월 일(요일)
실습목표	
실습계획	
실습내용	
학습활동	
특이사항 및 소감	

임상실습일지

일시	20 년 월 일(요일)
실습목표	
실습계획	
실습내용	
학습활동	
특이사항 및 소감	

일시	20 년 월 일(요일)
실습목표	
실습계획	
실습내용	
학습활동	
특이사항 및 소감	

임상실습일지

일시	20 년 월 일(요일)
실습목표	
실습계획	
실습내용	
학습활동	
특이사항 및 소감	

임상실습일지

일시	20 년 월 일(요일)
실습목표	
실습계획	
실습내용	
학습활동	
특이사항 및 소감	

사례평가 및 치료 보고서 작성을 위한 SOAP 기록방법

SOAP Note는 환자 관리를 위한 각 단락의 의미의 머리글자로서 S는 Subjective의 머리글자이며 치료사와 환자 관계에 있어서 환자의 주관적으로 분류되는 모든 사항이 포함된다. O는 objective의 머리글자이며 객관적 모든 정보가 포함되며, A는 Assessment의 머리글자이며 S와 O의 관계에서 먼저 문제를 제시하고, 장기목표와 단기목표가 제시된다. P는 Plan의 머리글자이며 계획 작성에 포함되는 모든 정보가 포함된다. 기록의 단순화와 명확성을 위해서 문장을 짧게 단순화하며 그것을 위해 약어의 이용, 의학용어의 사용, 구두점, 기호 등을 적절히 사용한다.

1. 주관적 정보(Subjective information)

환자의 현 상태와 관련된 모든 정보를 환자나 환자의 가족이 치료사에게 제공하는 정보로서 환자의 주거 환경까지도 포함되며 첫째 환자의 병력, 둘째 현재의 상태가 시작되기 전에 환자의 기능수준, 셋째 환자의 생활양식이나 가정생활, 넷째 환자의 정서나 태도, 다섯째 환자가 호소하는 내용, 여섯째 환자의 치료에 대한 반응, 자신의 입장 또는 현 상태에 관련된 정보 등을 기술하며 어떤 것이든지 다 포함된다.

◈ information collecting → 환자 또는 보호자에게 얻을 수 있음

① 주호소(Chief complaint)

② 현재력(History of present illness: HPI)

③ 과거력(Past medical history: PMH)

④ 가족력(Family history: FH)

⑤ 개인사회력(Social/Personal history)

⑥ 계통조사(Review of systems: ROS)

⑦ 생활방식(vocation 취미, religious 종교, education 교육…)

⑧ 자신의 목표(Patients theraputic goal)

2. 객관적 정보(Objective information)

의사의 진단 및 각종 소견을 기록하고 물리치료사의 이학적 평가를 통해 측정되고 관찰된 내용정보를 기록한다.

관절운동범위, 근력상태, 감각상태, 이동, 보행검사를 관찰하고 기록한다. 환자의 신체능력 결함이 신체의 여러 부위에 존재하고 있을 때는 팔, 다리, 몸통, 보행, 일상생활활동 등으로 구분하여 표기할 수 있다.

◈ information collecting → 환자에게 측정 및 평가를 통해서 정보를 얻을 수 있음

① 관절운동범위(Range Of motion)

② 근력(Muscle strength)

③ 근긴장도(Muscle tone test)

④ 감각(Sensation)

⑤ 부종(Edema)

⑥ 통증(Pain)

⑦ 아탈구(Subluxation)

⑧ 정신상태(Mental status)

⑨ 기능적 능력(Functional ability)

⑩ 보행(Gait analysis)

3. 평가(Assessment)

1) 문제점(Main problem list)

주관적 정보와 객관적 정보를 종합 분석하여 이상 유무를 판단하고 문제 목록을 작성한다. 의사의 진단 및 의견, 현재의 문제점 등을 포함하여 기능적인 용어로 명확하게 정보를 기록한다.

2) 장기목표(Long-term goal)

환자와 함께 문제해결에 대한 목표를 작성한다. 장기목표는 첫째 환자가 필요로 하는 문제를 해결할 수 있는 치료계획을 위해, 둘째 치료의 우선순위를 결정하고 효율을 측정하기 위해, 셋째 치료비용 효율성을 돕기 위해, 넷째 환자의 치료목표를 다른 건강관리 전문가와 교통을 위해 설정된다. 장기목표는 치료에 의해 해결되어야 할 문제의 범위를 기록하고, 치료에 대한 예정된 예후를 기록한다. 재활의 마지막 단계에서의 환자의 수행 기대치 장기목표를 통해 치료의 기능적 결과들을 구체화시키며, 장기목표의 설정을 통해 입원기간이나 퇴원시기에 환자의 기능적 수준을 예측할 수 있다. 장기목표기간은 대체적으로 2~3개월을 단위로 설정한다.

3) 단기목표(Short-term goal)

장기목표를 달성하는 구체적인 방법의 제시가 단기목표가 된다. 문제점에 대한 빠른 시일 내에 해결되어야 할 문제점들을 위주로 작성한다. 일반적으로 4개 정도의 단기목표를 2~3주 이내로 설정한다. 치료사는 단기목표

를 설정하고 우선순위를 결정한다. 단기목표는 치료의 효율을 높이고 비용의 효율을 조장하며 치료를 환자의 문제와 특정 요구사항 쪽으로 돌리기 위해 작성한다.

예 팔과 몸통의 근력증가, 통증감소, 다리의 운동범위 증진 등

4. 치료계획 작성(Plan)

각 단기목표를 달성하기 위해 하나 이상의 치료법을 제시할 수 있다. 치료지침(치료부위, 치료도구, 치료시간, 치료강도, 주당 치료빈도, 치료장소), 환자 및 보호자 교육, 재평가 계획 등을 기록한다.

① 치료횟수
② 치료방법: 운동부위, 형태, 자세, 사용도구
③ 치료기록: 치료강도, 시간
④ 치료장소
⑤ 평가나 재평가에 대한 계획
⑥ 퇴원에 대한 계획
⑦ 환자와 보호자에 대한 교육
⑧ 보행 – 이동할 거리, 보조 정도, 보조기구, 보행의 종류
⑨ Home program

S.O.A.P 물리치료 기록 예시(정형계)

환자명

진단명: Rt ACL Rupture, Rt Tear of Lateral Meniscus

이름: 최 ○○	성별: M	나이: 30	(입원) / 외래

주관적 정보(S)

- Onset: 2015. 2. 02일 미끄러지면서, 다리를 뒤틀려 무릎에 통증이 있어 병원을 찾음
- 직업: 사무직
- C/C: Rt Knee Pain
- 다른 아픈 곳이나 수술한 곳 없음
- 2015. 2. 22일 아킬레스힘줄로 앞십자인대 복원수술을 하였음
- 환자의 목표는 평상시처럼 일을 하고 싶고, 정상적인 보행을 하고 싶어 함

객관적 정보(O)

- MMT & ROM

Joint motion		AROM		PROM		MMT	
		Rt	Lt	Rt	Lt	Rt	Lt
Hip	flexion	100	125	105	130	G	N
	extension	10	15	15	20	G	N
	abduction	30	45	35	45	G	N
	adduction	10	20	15	20	G	N
	ext. Rot	30	40	30	45	G	N
	int. Rot	20	30	20	35	G	N
Knee	flexion	85	120	90	125	G-	N
	extension	10	0	5	-5	G	N
Ankle	dorsiflexion	20	20	25	25	N	N
	plantarflexion	40	40	45	45	N	N

평가(A)

문제점(Main problem list)

① Knee Flexion과 Extension 시 Pain
② Hip joint와 Knee joint의 전반적인 LOM
③ Patella Movement의 제한
④ 전반적인 Thigh 주위의 Muscle weakness
⑤ Knee joint instability
⑥ Limping Gait

평가(A)	**장기목표(Long-term goal)** ① 건측 만큼의 Knee Motion의 ROM 확보 ② Knee, Thigh 주위 고강도 Muscle strength ③ Knee joint의 stability 확보 ④ 정상적인 Gait와 일상생활 **단기목표(Short-term goal)** ① 지속적인 Pain Control ② Knee Motion 의 ROM 증가 ③ Patella Movement 증가 ④ Knee, Thigh 주위 Muscle strength
계획(P)	① Pain Control - Hot Pack, ICT, TENS, US를 이용함 ② Massage 실시 - 관절주위 근육에 Massage를 실시하여 근육의 긴장을 풀고, 통증을 감소시킨다. - 수술 후 고정하여 일어날 수 있는 유착을 방지한다. ③ Patella movement exercise ④ Muscle Stretching exercise ⑤ Hamstring stretching ⑥ Quadriceps stretching ⑦ PROM Exercise - Knee Flexion, Extension ⑧ CPM - 짐볼을 이용한 ROM 운동

S.O.A.P 물리치료 기록 예시(신경계)

<table>
<tr><td rowspan="2">환자명</td><td colspan="4">진단명: C.V.A</td></tr>
<tr><td>이름: 박 ○○</td><td>성별: M</td><td>나이: 50</td><td>(입원) / 외래</td></tr>
<tr><td>주관적 정보(S)</td><td colspan="4">- Admission: 10.1.9
- Onset: 10.1.9
- C/C: Rt.hemiparesis
- P/I
: 10.1.9 Sudden Onset. Mental change to drowsy로 ER transferred
: 10.1.9 general ward out 후 conservation management 중
: 10.1.9 재활치료 위해 물리치료 시작
- Life style: smoking: 1개피 / 2days
- FHx: 모친-SAH(+)
- PHx: HTN(+) Dx, 후 Medication 없이 observation 해옴</td></tr>
<tr><td>객관적 정보(O)</td><td colspan="4">Neurologic Exam
- Mental status: alert
- Cooperation: good
- Memory: short term -intact
long term -intact
- Orientation: time/place/person(+/+/+)
- Speech: -intact

Cerebellar function test
- Heel to shin(NT/N)
- F to N to F(NT/N)
- Truncal ataxia(N/N)
- Tremor(-)
- Babinski Reflex(+/-)
- Hoffmann's sign(+/-)
- Ankle Clonus(+/-)
- Shoulder subluxation: (+/-), IFB
- Bladder: self voiding 4~5회/day, nocturia 1회/night
- Bowel: self defecntion,1회/2days, considtency: soft
- R.O.M: full range</td></tr>
</table>

객관적 정보(O)

- sensory

	Upper	Lower
Light touch	Intact	Intact
Superficial Pain	Intact	Intact
Pressure	Intact	Intact
Stereognosis	Intact	Intact
Temperature	Intact	Intact

- Gait test

Timed up and go(TUG)	16.84 sec
10M gait speed	24.39 sec

- MMT & ROM

Joint motion		ROM Rt	ROM Lt	MMT Rt	MMT Lt
Shoulder	flexion	130	Full	F+	Normal
	extension	Full		F+	
	abduction	130		F+	
Elbow	flexion	Full		F+	
	extension	Full		F+	
Wrist	flexion	Full		F−	
	extension	Full		F−	
Hip	flexion	Full		F+	
	extension	Full		F+	
	abduction	Full		F+	
Knee	flexion	Full		F+	
	extension	Full		F+	
Ankle	dorsiflexion	Full		F+	
	plantarflexion	Full		F+	

평가(A)	**문제점(Main problem list)** ① Rt. side muscle weakness ② Posture - Lt. side로 기울어짐 ③ Abnormal gait - minimal assist ④ Pain - shoulder & elbow joint ⑤ Cognitive dysfunction **장기목표(Long-term goal)** ① Independent gait ② Social return ③ Motivation & endurance **단기목표(Short-term goal)** ① Rt. side muscle strength 증가 ② Symmetrical balance ③ Supervision gait ④ Pain control
계획(P)	**1. Muscle strength & endurance** ① U/E, L/E cycle(15min) ② 의자에서 앉았다가 일어서기(10회) **2. Balance training** ① 선 자세에서 몸통의 중심을 위아래로 이동하는 훈련 ② base of support의 크기를 조절하여 훈련 ③ 환측 다리 체중부하훈련 **3. Gait training** ① Standing에서 anteroposterior pelvic active-assist exercise ② Standing에서 active knee flexion과 extension exercise ③ Minimal gait 실시 **4. Family education** ① Motivation 유발해서 환자가 적극적으로 참가 유도 ② 안전하게 활동과 운동을 진행하는 법을 교육

물리치료 기록

환자명	진단명:			
	이름:	성별:	나이:	입원 / 외래
주관적 정보(S)				
객관적 정보(O)				

평가(A)	문제점(Main problem list) 장기목표(Long-term goal) 단기목표(Short-term goal)
계획(P)	

월/일	Progress Note

물리치료 기록

환자명	진단명:			
	이름:	성별:	나이:	입원 / 외래
주관적 정보(S)				
객관적 정보(O)				

평가(A)	문제점(Main problem list) 장기목표(Long-term goal) 단기목표(Short-term goal)
계획(P)	

월/일	Progress Note

물리치료 기록

<table>
<tr><td rowspan="2">환자명</td><td colspan="4">진단명:</td></tr>
<tr><td>이름:</td><td>성별:</td><td>나이:</td><td>입원 / 외래</td></tr>
<tr><td>주관적 정보(S)</td><td colspan="4"></td></tr>
<tr><td>객관적 정보(O)</td><td colspan="4"></td></tr>
</table>

평가(A)	문제점(Main problem list) 장기목표(Long-term goal) 단기목표(Short-term goal)
계획(P)	

월/일	Progress Note

물리치료 기록

환자명	진단명:			
	이름:	성별:	나이:	입원 / 외래
주관적 정보(S)				
객관적 정보(O)				

평가(A)	문제점(Main problem list) 장기목표(Long-term goal) 단기목표(Short-term goal)
계획(P)	

월/일	Progress Note

물리치료 기록

환자명	진단명:			
	이름:	성별:	나이:	입원 / 외래
주관적 정보(S)				
객관적 정보(O)				

평가(A)	문제점(Main problem list) 장기목표(Long-term goal) 단기목표(Short-term goal)
계획(P)	

월/일	Progress Note

물리치료 기록

<table>
<tr><td rowspan="2">환자명</td><td colspan="4">진단명:</td></tr>
<tr><td>이름:</td><td>성별:</td><td>나이:</td><td>입원 / 외래</td></tr>
<tr><td>주관적 정보(S)</td><td colspan="4"></td></tr>
<tr><td>객관적 정보(O)</td><td colspan="4"></td></tr>
</table>

평가(A)	문제점(Main problem list) 장기목표(Long-term goal) 단기목표(Short-term goal)
계획(P)	

월/일	Progress Note

물리치료 기록

환자명	진단명:			
	이름:	성별:	나이:	입원 / 외래
주관적 정보(S)				
객관적 정보(O)				

평가(A)	문제점(Main problem list) 장기목표(Long-term goal) 단기목표(Short-term goal)
계획(P)	

월/일	Progress Note

물리치료 기록

환자명	진단명:			
	이름:	성별:	나이:	입원 / 외래
주관적 정보(S)				
객관적 정보(O)				

평가(A)	문제점(Main problem list) 장기목표(Long-term goal) 단기목표(Short-term goal)
계획(P)	

월/일	Progress Note

물리치료 기록

<table>
<tr><td rowspan="2">환자명</td><td colspan="4">진단명:</td></tr>
<tr><td>이름:</td><td>성별:</td><td>나이:</td><td>입원 / 외래</td></tr>
<tr><td>주관적 정보(S)</td><td colspan="4"></td></tr>
<tr><td>객관적 정보(O)</td><td colspan="4"></td></tr>
</table>

평가(A)	문제점(Main problem list) 장기목표(Long-term goal) 단기목표(Short-term goal)
계획(P)	

월/일	Progress Note

물리치료 기록

<table>
<tr><td rowspan="2">환자명</td><td colspan="4">진단명:</td></tr>
<tr><td>이름:</td><td>성별:</td><td>나이:</td><td>입원 / 외래</td></tr>
<tr><td>주관적 정보(S)</td><td colspan="4"></td></tr>
<tr><td>객관적 정보(O)</td><td colspan="4"></td></tr>
</table>

평가(A)	문제점(Main problem list) 장기목표(Long-term goal) 단기목표(Short-term goal)
계획(P)	

월/일	Progress Note

물리치료 기록

환자명	진단명:			
	이름:	성별:	나이:	입원 / 외래
주관적 정보(S)				
객관적 정보(O)				

평가(A)	문제점(Main problem list) 장기목표(Long-term goal) 단기목표(Short-term goal)
계획(P)	

월/일	Progress Note

물리치료 기록

<table>
<tr><td rowspan="2">환자명</td><td colspan="4">진단명:</td></tr>
<tr><td>이름:</td><td>성별:</td><td>나이:</td><td>입원 / 외래</td></tr>
<tr><td>주관적 정보(S)</td><td colspan="4"></td></tr>
<tr><td>객관적 정보(O)</td><td colspan="4"></td></tr>
</table>

평가(A)	문제점(Main problem list) 장기목표(Long-term goal) 단기목표(Short-term goal)
계획(P)	

월/일	Progress Note

물리치료 기록

<table>
<tr><td rowspan="2">환자명</td><td colspan="4">진단명:</td></tr>
<tr><td>이름:</td><td>성별:</td><td>나이:</td><td>입원 / 외래</td></tr>
<tr><td>주관적 정보(S)</td><td colspan="4"></td></tr>
<tr><td>객관적 정보(O)</td><td colspan="4"></td></tr>
</table>

평가(A)	문제점(Main problem list) 장기목표(Long-term goal) 단기목표(Short-term goal)
계획(P)	

월/일	Progress Note

물리치료 기록

환자명	진단명:			
	이름:	성별:	나이:	입원 / 외래
주관적 정보(S)				
객관적 정보(O)				

평가(A)	문제점(Main problem list) 장기목표(Long-term goal) 단기목표(Short-term goal)
계획(P)	

월/일	Progress Note

물리치료 기록

환자명	진단명:			
	이름:	성별:	나이:	입원 / 외래
주관적 정보(S)				
객관적 정보(O)				

평가(A)	문제점(Main problem list) 장기목표(Long-term goal) 단기목표(Short-term goal)
계획(P)	

월/일	Progress Note

물리치료 기록

<table>
<tr><td rowspan="2">환자명</td><td colspan="4">진단명:</td></tr>
<tr><td>이름:</td><td>성별:</td><td>나이:</td><td>입원 / 외래</td></tr>
<tr><td>주관적 정보(S)</td><td colspan="4"></td></tr>
<tr><td>객관적 정보(O)</td><td colspan="4"></td></tr>
</table>

평가(A)	문제점(Main problem list) 장기목표(Long-term goal) 단기목표(Short-term goal)
계획(P)	

월/일	Progress Note